Juan Valdés-Stauber

Verstehen – Zwischen Haltung und Methode

VERLAG KARL ALBER

Die Deutsche Nationalbibliothek verzeichnet diese Publikation in der Deutschen Nationalbibliografie; detaillierte bibliografische Daten sind im Internet über http://dnb.d-nb.de abrufbar.

ISBN 978-3-495-99771-0 (Print)
ISBN 978-3-495-99772-7 (ePDF)

Onlineversion
Nomos eLibrary

1. Auflage 2023

Besuchen Sie uns im Internet
verlag-alber.de

Inhaltsverzeichnis

Abbildungsverzeichnis

Tabellenverzeichnis

1. Einführung: Lesarten von »Verstehen« in Abgrenzung zum kausalen Erklären

Wenn der Mensch etwas Göttliches in sich trägt, dann ist es der Verstand, der ihn befähigt, hinter dem Sinnlichen und Oberflächlichen das dauerhafte An-sich auszumachen, Geheimnisse zu durchdringen, logische Ordnung herzustellen, Lösungen für Rätsel zu finden. Ansonsten ist der Mensch alles andere als göttlich: er ist unvollständig, widersprüchlich, schwach, sterblich (Marten 2016). Doch mittels seines Verstandes vermag er eine neue Dimension zu schaffen, in der eine Aussöhnung mit der Unausweichlichkeit des Endlichen, dem Vergänglichen und dem Tod möglich wäre. Am Schicksal selbst lässt sich dadurch kaum etwas ändern. Aber es ist ein Vermögen des Verstandes, sich das Schicksal zu vergegenwärtigen und sich seiner durch Enträtselung geistig zu bemächtigen. Der Verstand *versteht*, wenn er Licht auf unmittelbar Unverständliches wirft. Diese optische Metapher begleitet den Menschen seit dem Mythos der Erschaffung der Welt. Sie war die Hauptmetapher der *Episteme* bei Platon und Aristoteles und sie begründete das Jahrhundert der Aufklärung (en: enlightment; fr: siècle des lumières). »Mehr Licht!« als Leitmotiv im Zeitalter der Aufklärung ist nicht nur eine Aufforderung an die Farbenphysik, sondern ein Lobgesang auf die Macht der Vernunft, die stets danach strebt, verstehend zu erhellen. Das Verstehen ermöglicht uns, logische Ordnung zu schaffen, wo Unordnung uns herausfordert; es begründet und rechtfertigt unsere Eingriffe in bestehende Abläufe, da Entscheidungen und Handlungen nun auf bestimmte Zusammenhänge einleuchtend zurückgeführt werden können. Die bewusstseinsverankerte Symbolisierungsfähigkeit weist uns den Weg: »Wir leben von Vorstellungen, und diese Vorstellungen ändern sich. Unsere wachsende Fähigkeit zu Bewußtsein gibt dem Symbolisierungsprozeß unseres Lebens eine Richtung, und wir finden einen Weg, um mit dem Verstehen zu beginnen« (Lifton 1986, S. 473).

Nicht nur die optische Sinneswahrnehmung, sondern auch die Metapher des Sehens als Ergründen hat eine lange Tradition in der

Medizin. Bereits Aristoteles betonte am Anfang von *Metaphysik* die Verbindung zwischen dem »Sehen« und der ärztlichen Aufgabe:

> *»Alle Menschen streben von Natur nach Wissen. Dies beweist die Liebe zu den Sinneswahrnehmungen; denn auch ohne den Nutzen werden sie an sich geliebt und vor allen anderen die Wahrnehmungen mittels der Augen. Nicht nämlich nur zum Zweck des Handelns, sondern auch, wenn wir nicht zu handeln beabsichtigen, ziehen wir das Sehen so gut wie allen andern vor [...] Zum Zweck des Handelns steht die Erfahrung der Kunst nicht nach, vielmehr sehen wir, daß die Erfahrenen mehr Erfolg haben als diejenigen, die ohne Erfahrung nur den (allgemeinen) Begriff besitzen. Die Ursache davon ist, daß die Erfahrung Erkenntnis vom Einzelnen ist, die Kunst hingegen vom Allgemeinen, die Handlungen und Entstehungen aber auf das Einzelne gehen. Denn nicht einen Menschen überhaupt heilt der Arzt, außer in akzidentellem Sinne, sondern Kallias oder Sokrates oder irgendeinen anderen von den so Benannten (Kranken), dem es zukommt, ein Mensch zu sein. Wenn nun jemand den Begriff besitzt ohne Erfahrung und das Allgemeine kennt, das darin enthaltene Einzelne aber nicht kennt, so wird er das rechte Heilverfahren oft verfehlen; denn Gegenstand des Heilens ist vielmehr das Einzelne. Dennoch aber glauben wir, daß Wissen und Verstehen mehr der Kunst zukomme als der Erfahrung und halten die Künstler für weiser als die Erfahrenen, da Weisheit einen jeden mehr nach dem Maßstabe des Wissens begleite. Und dies deshalb, weil die einen die Ursache kennen, die anderen nicht. Denn die Erfahrenen kennen nur das Daß, aber nicht das Warum; jene aber kennen das Warum und die Ursache«. (Aristoteles 1995, S. 1–3)*

In der Medizin gibt es neben dem *Sehen* eine weitere mächtige Metapher: das *Hören* (s. Maio 2015, S. 198–203). Dem Patienten als Individuum wird sie insofern gerecht, als klinisch relevante Zusammenhänge *klargelegt werden* und dem Patienten als Person *zugehört wird,* und zwar im *Gesprochenen* wie auch im *Geschwiegenen* und im *leiblich Ausgedrückten.* Das Zuhören als Zu-Wendung drückt die intuitive Bedeutung des Verstehens aus klinisch-praxeologischer Sicht aus. Darüber hinaus lassen sich zwei zentrale wissenschaftstheoretische Dichotomien ausmachen: *Verstehen* in der Medizin ist in einer ersten Annäherung einerseits ein rationaler Prozess des Erfassens von kausal (biologisch) oder final (verhaltensbezogen) begründeten Zusammenhängen, andererseits eine anthropologisch und moralisch begründete Haltung der personalen Anteilnahme.

Auf dieser *Erfahrungsebene* beschäftigt sich die Psychiatrie – wie auch die Psychologie und die Psychopathologie als Grundlagenwissenschaften – vornehmlich mit empirischen Daten (die zugegebenermaßen intuitiv vor dem Hintergrund einer Theorie erfasst werden) wie etwa dem vom Patienten geäußerten, psychopathologisch relevanten Erleben, seinen Motiven, seinem Charakter und seinen Überzeugungen, aber auch mit seinem Verhalten und der Interaktionsqualität. Da es sich hierbei um klinisch nicht unmittelbar objektivierbare oder apparativ nicht erfassbare Daten handelt, ergeben sich für die Erhebung drei Fragestellungen: Worauf basieren die subjektiven Angaben über das eigene Befinden? Wie können diese indirekten klinisch relevanten Daten erfasst werden? Wie werden die diagnostischen Aussagen legitimiert? Im Kontext dieser Untersuchung ergibt sich eine vierte Frage: Wie differenziert wird die Dichotomie zwischen »Verstehen« und »Erklären« im psychiatrischen Diskurs angewandt?

Die wissenschaftstheoretische Begründung und Legitimation der Erhebung und Auswertung von Individualdaten umreißt einen Ausschnitt der grundlegenden Herausforderung an die Psychiatrie: Kann die Psychiatrie als abgegrenzte Wissenschaft mit einer spezifischen Methode begründet werden? Oder bleibt ihr der Status einer Überschneidung heterogener Wissenschaften, sich damit begnügend, die Dichotomie oder gar den Widerspruch zwischen Subjektivität und Objektivität stehen zu lassen und dem klinisch-empirischen Material lediglich einen syndromalen Status zu verleihen? Die methodische Unbestimmtheit im Spannungsfeld zwischen Verstehen und Erklären wird bisweilen als »Elend der psychiatrischen Wissenschaft« angesehen, da »[…] sie nicht weiß, wie sie eine Wissenschaft sein oder werden kann. Diese Frage ist nicht beiläufig, sondern zentral: Sie hat Auswirkungen auch auf das tägliche praktische Handeln und macht die Psychiatrie zu einem Feld, in dem Dogmen, Wissensbestände, Glaubensüberzeugungen und Machtansprüche ungeklärt nebeneinanderstehen und -wirken […] Die Methode selbst produziert das Problem […] Die Psychiatrie würde zu einer Schnittmenge unterschiedlicher Einzelwissenschaften und Methoden, zusammengehalten durch die Metaperspektive der Methodologie und deren Bezug auf den *einen*, jedoch selbst *außer*wissenschaftlich angesiedelten Gegenstand des seelisch erkrankten Menschen« (Brücher 2009, S. 7 und 10, Hervorheb. i.O.). Dabei kommt die Frage auf, ob die Methodenpluralität, wie sie beispielsweise in der Opposition von Verstehen und Erklären zum Ausdruck kommt, eine Bereicherung oder eher die Schaffung eines neuen wissenschaftstheoretischen Problems für die Psychiatrie darstellt.

Die Opposition zwischen Verstehen und Erklären ist bestechend, weil sie intuitiv wirkt. »Verstehen« meint in vereinfachter Form den Zugang zur Subjektivität, zum subjektiven Erleben eines Menschen oder, in der Sprache des Funktionalismus, die Innenansicht der Gehirnaktivität. Es handelt sich um eine Erste-Person-Perspektive, um das unmittelbare Erleben eines Individuums in seiner selbstreferentiellen Agentialität, die in propositionalen »Ich«-Sätzen kommuniziert werden kann. Komplementär dazu meint »Erklären« die Objektivierung von Zusammenhängen in der Sprache von »Ursachen«, das heißt durch eine kausalattributive Operation, wie interpersonell kommunizierbare Daten, oder die Externalisation von Interiorität, etwa in Form von beschreibbaren Verhaltensweisen, angefangen bei sogenannten »Protokollsätzen« empirischer Wissenschaften. Es handelt sich dabei um eine Dritte-Person-Perspektive. Das Individuum wird über Exteriorität in »er-/sie-/es«-Sätzen erfassbar. In der medizinischen Praxeologie vereinen sich diese typologischen Ansätze in der dialogischen Annäherung und im Versuch der kommunikativen Verständigung, wie in Abbildung 1 schematisch dargestellt.

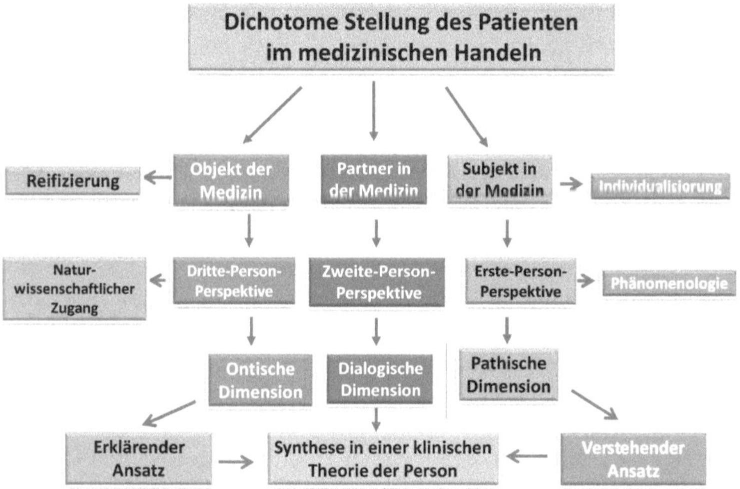

Abbildung 1: »Verstehen« und »Erklären« im Gefüge der Erste- und Dritte-Person-Perspektive

Erlebnisse, die der Interiorität der Person entsprechen und primär »seelischer« Natur sind, werden verstanden. Dagegen werden objektivierte Informationen interindividuell feststellbarer »Daten« über eine Person, die zum Objekt der

Untersuchung wird und objektivierbare Daten liefert, erklärt. Die Verbindung zwischen beiden Perspektiven ist das dialogische Moment der Zweite-Person-Perspektive. Fallen Erste- und Dritte-Person-Perspektive in einem Individuum zusammen, dann handelt es sich um eine Introspektion oder Kommunikation nach innen. Diese Perspektiven sind anthropologischer Natur; sie können daher letztlich nur in einer Theorie der Person eingebettet werden. (Abbildung mit leichten Modifikationen aus: Valdés-Stauber, Nervenarzt, 2018, Teil 2)

In den Geisteswissenschaften des ausgehenden 19. Jahrhunderts wurde die Methode des Verstehens in der Psychologie und Psychiatrie zu einer wichtigen Quelle für eine neue wissenschaftstheoretische Auseinandersetzung. Der damals aus der Kritik des *Positivismus* hervorgegangene *Historismus* formulierte die *klassische Verstehen-Erklären-Dichotomie,* um den Geisteswissenschaften mittels einer eigenen Methode einen wissenschaftlichen Rang zu verleihen. Einfühlendes »Verstehen« in den Geisteswissenschaften wurde dem kausalen »Erklären« in den Naturwissenschaften gegenübergestellt. Verstanden werden sollte das persönlich und historisch *Einmalige*. Dieser Ansatz mündete zunächst in einer psychologischen Auffassung von »Verstehen« als *Nacherleben* der einmaligen Interiorität eines Individuums und ging später über in eine *Hermeneutik* der »Objektivierungen des Geistes«, wobei »Geist« aus geschichtlicher, gesellschaftlicher und kultureller Sicht vornehmlich als überindividuell aufgefasst wurde. Die ersten Formulierungen waren deshalb auch nicht frei von metaphysischen Annahmen über das Verstehen als *Einfühlen in das Fremdseelische,* hinterließen aber die Erkenntnis, dass »Verstehen« sich nicht auf *im physikalischen Sinne* kausale (das Ziel des Erklärens), sondern auf *psychologisch nachvollziehbare* Zusammenhänge bezieht. Seit Max Weber (1864–1920) und Heinrich Rickert (1863–1936) werden »Verstehen« und »Erklären« logisch verknüpft, insbesondere durch die Lehre von den »Idealtypen« und vom »irrealen Sinn« als konstruierte Referenten, an denen sich »reale« (empirische) Verhältnisse messen lassen müssen. Karl Jaspers (1883–1969) führte diese Dichotomie der wissenschaftstheoretischen Opposition zwischen »Verstehen« und »Erklären« in die Psychiatrie ein. Dabei fasste er *Verstehen* nicht nur als *Einfühlen,* sondern als *Adäquatheitsgrad* zu einer typologisch überindividuellen Sinnverknüpfung auf. Ist auf diesem Wege kein Verständnis möglich, sollte – Jaspers zufolge – eine Suche nach *Kausalrelationen* im naturwissenschaftlichen Sinne in Gang kommen. Damit war das *Unverständlichkeitstheorem* als wissenschaftstheoretisches Kriterium zwischen Verstehen und Erklären formuliert (Valdés-Stauber 2017). In der heutigen Psychiatrie und Psychotherapie wird *das Unverständliche* mehr als eine rhetorische oder gar provisorische »Restkategorie« angesehen, denn es verweist auf das Unfassbare, nicht Symbolisierbare oder nicht Aussprechbare und ruft nach einer Haltung des würdevollen Stehenlassens statt des Strebens nach Entschlüsselung.

Bei dem Versuch, die überlieferte Dichotomie zwischen Verstehen und Erklären als getrennte Methoden zu überwinden, erscheint diese Dichotomie vergleichbar mit den zwei Seiten einer Münze, wobei »Verstehen« das primäre Moment des Erfassens und »Erklären« die semantisch-kommunikative Verarbeitung des Verstandenen wäre. Als erhellend erweist sich hierzu die Intuition von Taureck, nach welcher »etwas zu erklären bedeutet, etwas mit Hilfe von etwas anderem einzusehen« (Taureck 2004, S. 199). Diese Bewegung verläuft bidirektional, denn durch den Versuch, einen Sachverhalt zu erklären, kann der Sachverhalt selbst graduell definiert und verstanden werden. Dabei ist nicht relevant, das Verstehen vom Objekt abhängig zu machen, sondern von allgemeinen Kategorien des Verstandes. »Verstehen« wäre demnach ein Sachverhalt der Erkenntnistheorie oder der Anthropologie, wie auch von Kant vorgeschlagen und in der Vermögenspsychologie des 19. Jahrhunderts ausgearbeitet wurde. Heute werden dieses »Vermögen« oder die »allgemeinen Kategorien des Verstandes« nicht mehr als transzendental aufgefasst, sondern aus neurobiologischer Sicht betrachtet: Durch bestimmte Netzwerke von anatomisch-funktionalen Modulen entstehen psychische Funktionen, die unter normalen Bedingungen als selbstverständlich erlebt werden. Ergibt sich eine Netzwerkdysfunktion, dann entstehen neuropsychologische und psychopathologische Phänomene (s. Strik & Dierks 2011; Yudofsky & Hales 2008).

»Verstehen« würde sich somit im Rahmen der biologisch abgesteckten Möglichkeiten des Verstandes bewegen, dessen Ausprägung und Qualität, bedingt durch die eigene Lerngeschichte, kognitive Ausstattung, Erfahrung, Interessen oder Erwartungen, bei jedem Verstehenden anders ausfiele. »Verstehen« ist aber wesentlich intentionaler Natur, denn es bezieht sich stets auf »etwas«, muss aber erst in Abhängigkeit von kontextuellen Bedingungen in einer angemessenen Lesart konfiguriert werden.

Erst wenn das Verstandene erklärbar wird, kann davon ausgegangen werden, dass es auch wirklich verstanden wurde. Diese Annahme impliziert, dass durch die *Erklärung* die Struktur und der

Inhalt des Verstandenen durch sozial-kognitive Kompetenz nachvollziehbar vermittelt werden können (s. Abb. 2). Ein literarisches Beispiel aus dem Roman *Der kleine Freund* von Donna Tartt verdeutlicht, wie relevant die Teilung von Kontextfaktoren, Bedeutungen und symbolischen Handlungen ist: »Sie klemmte sich den Hörer zwischen Ohr und Schulter und drehte sich zur Wand. ‚Hely, wenn wir es versuchen, glaubst du, wir können eine Giftschlange fangen?' Es folgte ein ehrfurchtsvolles Schweigen, bei dem Harriet voller Genugtuung erkannte, dass er genau verstanden hatte, worauf sie hinauswollte« (Tartt 2004, S. 206), ein von Pubertierenden ausgefochtener Plan der Mordrache, ohne darüber zu sprechen, sondern aus der Atmosphäre und geteilten Gefühlen heraus nachvollziehbar. Literarische Beispiele verdeutlichen ferner, dass das Verstehen von Entscheidungen, Verhalten, Unterlassungen oder paradoxen Haltungen erst zustande kommen kann, wenn diese einen *Sinn* erhalten, etwa durch Einbettung in ein Richtung verleihendes Ganzes bzw. in ein kohärentes Gefüge. So ergibt Teresas Suizid in *Mein Herz so weiß* von Javier Marías erst gegen Ende des Romans durch die Offenbarung einer der Romanfiguren schlagartig Sinn, obgleich bis dahin dieser Suizid »unverständlich« geblieben war (Marías 1992/1996).

»Verstehen« und »Erklären« müssen als zwei Facetten ein und desselben Aktes des Erfassens angesehen werden – nicht als zwei sich ausschließende Methoden. Dabei meint »Verstehen« die Ebene der Vorbedingungen des Erfassens von Sachverhalten und »Erklären« die Ebene der Begründung des erfassten Sachverhaltes sowie gegebenenfalls der ergriffenen Maßnahmen. Allerdings ist »Verstehen« vor allem ein Allgemeinname, ein Begriff der Alltagssprache und nicht nur ein *terminus technicus*. Als Prädikator wird bei »Verstehen« allgemeinsprachlich wie technisch in einer ersten Annäherung ein *Redeverstehen* des Gesprochenen oder Geschriebenen von einem *Verhaltensverstehen* des Handelns und Unterlassens unterschieden, die den *Sinn* des Formulierten und des Getanen zu erfassen versuchen (Kamlah 1976, S. 9). Dort, wo es nichts zu verstehen gibt, etwa bei unveränderlich Gegebenem, soll eine andere Haltung eingenommen werden, nämlich die der *Hinnahme*, so in Grenzsituationen unserer Natur wie unserer Endlichkeit: »Es bleibt freilich dabei, daß wir den Tod nicht verstehen, daß wir ihn nur hinnehmen können, während die gerechtfertigte Selbsttötung als eine menschliche Handlung verstehbar sein muß« (Kamlah 1976, S. 13 und 25).

»Verstehen« im aufklärerischen Sinne und in Opposition zu »Erklären« entspricht nicht zuletzt einem lebensweltlichen Bedürfnis, welches aufgrund der Gefahr der Instrumentalisierung nicht ohne Kritik bleibt. Peter Gülke reflektiert diese zwei Seiten des Verstehens in seinem Buch *Musik und Abschied:* »Verstehen heißt nicht nur einen Reim finden – den wir andererseits brauchen –, sondern auch zuordnen, wegfiltern, in Schubladen packen, Distanz schaffen. Das soll, auch anhand grauenhafter und grauenhaft duldsam hingenommener Ereignisse verhindert, Verstehen soll als – wie immer halbnotwendige – Schutzmaßnahme enttarnt werden, als Versuch, sich mit nachgeschobenen Erklärungen an realer Gegenwart vorbeizumogeln« (Gülke 2015, S. 54).

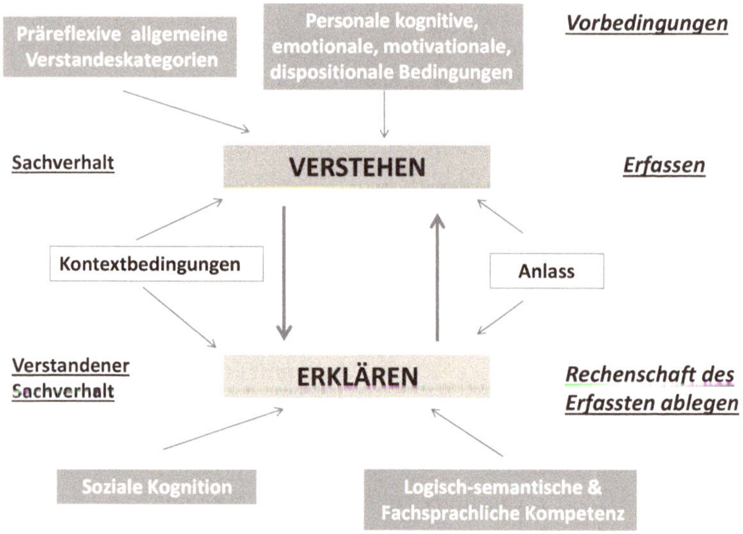

Abbildung 2: Aspektdualistische Auffassung von »Verstehen« und »Erklären«

»Verstehen« wäre in aspektdualistischer Auffassung der primäre Akt des Erfassens eines Sachverhaltes und »Erklären« das darstellende, argumentierende und rechtfertigende Moment des Verstehens in der Kommunikation des Sachverhaltes. Beide Momente sind in ihrer Realisierung von den kognitiven und kommunikativen Fähigkeiten von Sendern und Empfängern abhängig.

»Verstehen« und »Erklären« als zwei Facetten des Erfassens von Sachverhalten zeugen von einem wissenschaftstheoretischen *Monis-*

mus (das heißt der einheitlichen methodischen Auffassung jeder Wissenschaft, um als Wissenschaft tituliert werden zu können), der als *Aspektdualismus* in Erscheinung tritt. Als Dualismus im engeren Sinne, so wie er in den Geisteswissenschaften und in der Psychiatrie überliefert wurde, sind beide Methoden dagegen selbständig und mit eigenem wissenschaftstheoretischen Rang versehen: »Erklären« bezieht sich dabei auf eine genuine deduktive Methode der empirischen Wissenschaften, die Gesetzmäßigkeiten als Prämissen in hypothetisch-deduktiven Modellen bzw. Subsumtionsmodellen setzen. »Verstehen« bezieht sich hingegen auf die Sinnerfassung einer Haltung, eines Verhaltens oder einer Absicht im Sinne einer einfühlenden (sich intuitiv hineinversetzend) oder aber einer objektivierenden (allgemeine Strukturen im Einzelnen erkennend) Hermeneutik. In der Psychiatrie hat sich ein genuiner Verstehen-Erklären-Dualismus aufgrund der bestechenden einfachen Handhabung durchgesetzt.

Verstehen hat aber nicht nur die Bedeutung einer expliziten Operation des Entschlüsselns, sondern besitzt darüber hinaus eine präreflexive (grundlegende und nicht aktiv eingesetzte) Bedeutung: die Bereitschaft sich partizipativ auf die Welt eines anderen Menschen einzulassen, wie Susanne Tamaro und Lin Yutang zu verdeutlichen versuchen: »Verstehen erfordert Stille […] Verständnis erwächst aus Demut, nicht aus dem Stolz zum Wissen« (Tamaro 1995, S. 85 und 165); »Ich finde, ‚Verständnis' ist ein wichtiges Wort. Es bringt die Verwandtschaft der gesamten Menschheit zum Ausdruck, Verwandtschaft in ihrer Liebe zur Wahrheit und Schönheit ebenso wie in ihren Torheiten und Schwächen. Das Lesen, wie ich es meine, wird immer im Menschen Verständnis für das Leben wie für sich selbst wecken. Darin liegt sein wahrer Sinn« (Lin Yutang 1981, S. 17).

Nachfolgend soll thesenhaft dargelegt werden, inwiefern »Verstehen« in der Psychiatrie und Psychotherapie in sechs aufeinander aufbauende Perspektiven ausdifferenziert werden kann (s. Tabelle 1):

1) »Verstehen« betrifft zunächst die wahrgenommene Stimmigkeit des Gesagten, unabhängig von der Zustimmung oder Diskrepanz hinsichtlich der Erzählinhalte. Dies schließt auch die Objektivierung des zu Verstehenden – hinsichtlich der syntaktischen Kohärenz des Diskurses und dessen Semantik als Rekurs auf kulturell geteilte Symbole und Bedeutungen – mit ein. Analog zum Gesagten gilt dies auch für das handelnd Ausgedrückte. Dissonanzen zwischen diesen Kommunikationsformen werden in der Psychiatrie und Psychotherapie als Abweichungen vom

normativ Erwarteten aufgefasst und sodann als psychopathologisch relevant belegt, etwa syntaktisch als formale Denkstörungen und semantisch als normalitäts-, kulturinkongruente oder abweichende Denkinhalte bzw. Ausdrucksweisen.

2) »Verstehen« wird in der Seelenheilkunde darüber hinaus als allgemeine Rationalität im psychiatrischen Handeln aufgefasst. Rational zu verstehen bedeutet das diagnostische Zuordnen des als psychopathologisch Bewerteten oder dessen Einbetten in ein »Erklärungsmodell«. Somit gehen psychopathologische Phänomene in einem kohärenten Gefüge auf und können nachvollzogen werden. Da die Subsumtion einem hypothetisch-deduktiven Muster folgt, erbringt sie keine neue Information, sondern ordnet gegebene empirische Tatbestände zuvor festgelegten Kategorien oder Gesetzmäßigkeiten zu und übernimmt sodann den »Aspekt« des Erklärens. »Verstehen« bedeutet demnach, eine relationale Ordnung zu erkennen, die explizit oder implizit dem Ideal von Kausalrelationen folgt.

3) »Verstehen« wird in der Psychiatrie und Psychotherapie auch als Ausdruck emotionaler Resonanz oder Empathie aufgefasst. Damit ist noch nicht das Ein- oder Nachfühlen des Erlebens im Sinne einer subjektiven Hermeneutik gemeint, sondern das Aufbringen der nötigen Sensibilität für die Welt des Gegenübers – des Patienten – als Bedingung der Möglichkeit eines inhaltlichen Verstehens. Empathisches Anerkennen des aktuellen seelischen Zustandes eines Patienten bedeutet »fühlen, dass« als Sensibilität für die Innerlichkeit des Patienten, nicht »fühlen, wie« im Sinne von Mit-Fühlen. Diese Sensibilität bahnt die phänomenologische Exploration, die Vermittlung von Authentizität und das Zustandekommen von therapeutisch wirksamen Übereinkünften.

4) Aus der Perspektive der subjektiven Hermeneutik bedeutet »Verstehen« das Erfassen der Innenwelt des Patienten durch Einfühlen und geht damit über die aufgebrachte allgemeine Sensibilität für das Gegenüber als Person im Modus des Erkranktseins hinaus. Diese Operation des Einfühlens ist insofern als erkenntnistheoretisch aufzufassen, als sie ein Abbild der Innerlichkeit des Patienten als Ausgangspunkt liefert, um eine begründete Hypothesenformulierung über dessen Intentionen, Motivationen und Einstellungen in Bezug auf psychologisch und auch psychopathologisch relevante Phänomene zu ermöglichen. Somit

wird die »subjektive Hermeneutik« zu einem »psychologischen Erklären« im Sinne Jaspers'. »Verstehen« ist demnach ein pathischer Erkenntnispfad, vor allem dann, wenn von der Normalpsychologie abweichende Phänomene nachvollzogen werden müssen. »Verstehen« in dieser psychologischen Lesart impliziert nicht notwendigerweise Akzeptanz, insbesondere wenn die Inhalte für den Verstehenden moralisch unannehmbar sind, sondern eine Rekonstruktion von Gründen aus dem So-Sein (die gesetzten Wesensmerkmale) des Einzelnen heraus. Ein Verhalten, eine Absicht, eine Reaktion, eine Unterlassung werden verstanden, wenn sie auf die sie begründenden psychologischen Momente bei einer bestimmten Person, aus dem Gefüge des persönlichen So-Seins heraus, zurückgeführt werden.
Die zwei Lesarten der *subjektiven Hermeneutik*, wie in 3) und 4) beschrieben, sind wesentlich für den psychoanalytischen Begriff der »Gegenübertragung«. Die Gegenübertragungsanalyse ist eine Rekonstruktion von habituellen Beziehungsmustern des therapeutisch Tätigen auf die Beziehungsangebote des Patienten. Diese Beziehungsmuster realisieren sich in zwischenmenschlichen Interaktionen; therapeutisch entscheidend ist eine korrigierende Interaktion, die sensibel dysfunktionale »Versuchungs-Versagungs-Regelkreise« unterbricht, thematisiert und zu einer reiferen Modifikation einlädt.

5) Da sich eine *subjektive Hermeneutik* auf den Bereich des persönlich Erlebten in der Erste-Person-Perspektive begrenzt, ist für den wissenschaftlichen Zugang zu dem Begriff *Verstehen* eine *objektive Hermeneutik* erforderlich, die den zu verstehenden Sinn in den Objektivierungen des Seelischen sucht. Bei interpersonellen sowie individuellen Objektivierungen des Seelischen wird dieser Sinn durch Sprache und kulturell verankerte Handlungsnormativitäten vermittelt. Beispiele für die Anwendung einer objektiven Hermeneutik in der Psychiatrie und Psychotherapie sind forensisch-psychiatrische Gutachten, Morbiditätskonferenzen, psychotherapeutische Supervisionen und Fallbesprechungen. Die *objektive Hermeneutik* strebt nach einer *Rekonstruktion des Sinnes* eines Verhaltens, indem sie objektiv bei einem Patienten sich realisierende Optionen von Handlungssequenzen (sprachliche, symbolische und handlungsbezogene Objektivationen) analysiert, um vorläufige Hypothesen über die Struktur des Verhaltens als Handlungssequenz aufstellen zu können. Ein

Beispiel dafür sind psychopathologisch relevante Motivationsstrukturen.

6) In humanistischer Intention wird »Verstehen« als grundsätzliche Bereitschaft des Sicheinlassens aufgefasst, indem die Annäherung an den Patienten nur verstehend, das heißt *verstehen-wollend* erfolgt. »Ich versuche Dich zu verstehen« bedeutet demnach, »Ich bin bereit, mich auf Deine Welt einzulassen, weil es Deine ist und weil Du für mich wichtig bist, jedoch ohne dabei meine eigene Welt und die geteilten Selbstverständlichkeiten zu verlassen«. Diese Lesart von »Verstehen« ist vorrangig als Haltung und weniger als hermeneutische Technik aufzufassen, denn es kommt auf die Disposition und nicht auf einen propositionalen Gehalt an. Es handelt sich folglich um eine psychiatrisch-anthropologische Haltung des Anerkennens des Anderen. Klaus Dörner fasst »Verstehen« als eine Tugend auf, die in einer Beziehungsethik eingebettet ist und die tradierte Subjekt-Objekt-Beziehung zwischen Arzt und Patient umkehrt. Die verstehende Begegnung mit einem Patienten beschreibt Dörner nicht als egologisch oder dialogisch, sondern im Sinne einer *alterologischen Tugend* (Dörner 2007).

<table>
<tr><th colspan="4">Lesarten von »Verstehen« in der Medizin, vornehmlich in der Psychiatrie und Psychotherapie</th></tr>
<tr><th colspan="2">Grundlegende Ansätze von Verstehen</th><th colspan="2">Übergeordnete Ansätze von Verstehen</th></tr>
<tr><td>1</td><td>Verstehen als syntaktische Kohärenz und semantische Rekonstruktion des Ausgedrückten in kulturell geteilten Codes.</td><td rowspan="2">Verstehen als Operation der logisch-semantischen Zuordnung zu formal erklärenden Kategorien.</td><td rowspan="2">1</td></tr>
<tr><td>2</td><td>Verstehen als rationalisierende Modellierung von empirischem Material, beispielsweise Informationsverdichtung durch Diagnosestellung.</td></tr>
</table>

Lesarten von »Verstehen« in der Medizin, vornehmlich in der Psychiatrie und Psychotherapie			
3	*Verstehen* als Sensibilität für das Leiden und das Schicksal des Patienten.	*Verstehen* als Doppel-Hermeneutik: Herstellung von subjektivem und komplementär dazu von objektivem Sinn und von Sinnstrukturen durch sensible Annäherung an die Welt des Patienten und das Erfassen deren Chiffren.	2
4	*Verstehen* als Versuch, sich das leidende Erleben des Patienten und seine Beweggründe durch seelische Partizipation zu vergegenwärtigen.		
5	*Verstehen* im Sinne von Erfassen des individuell Ausgedrückten als eine sozial-kommunikative Struktur in sich tragend, die durch Fallarbeit objektiviert werden kann.		
6a	*Verstehen* als allgemeine Disposition des vorurteilsfreien Verstehenwollens.	*Verstehen* als Verständigungsbereitschaft bzw. Verstehensdisposition.	3
6b	*Verstehen* als grundlegende Bereitschaft des Sicheinlassens, des Sich-affizieren-Lassens, ohne das Verhalten oder das Erleben entschlüsseln zu wollen, sondern den Anderen in seiner Fremdheit anzuerkennen.		

Tabelle 1: Hauptthese in tabellarischer Darstellung und Hierarchisierung

»Verstehen« ist ein polysemer Begriff, der in der Medizin und vor allem in der Psychiatrie und Psychotherapie verschiedene Lesarten impliziert. *Es werden sechs grundlegende Lesarten unterschieden, die sich zu drei übergeordneten Lesarten verdichten lassen. Die sechs einzelnen Ansätze des Verstehens, wie auch die übergeordneten Ansätze, können sich in der klinischen Praxis abwechseln, koexistieren oder komplementär verhalten.*

2. These und Untersuchungsmethode

2.1. These

»Verstehen« ist in der Medizin und in der Psychiatrie sowohl unter *wissenschaftstheoretischen* als auch *klinisch-praxeologischen* Gesichtspunkten ein polysemer Begriff: Er drückt primär unterschiedliche Bedeutungen aus, die ohne eingehendere logisch-linguistische Analyse vage erscheinen. Die jeweilige Bedeutung ergibt sich aus dem klinischen Anwendungskontext sowie aus der primären, verstehenden Intention des um Verstehen bemühten Professionellen, so in der diagnostischen Einschätzung, in der assertiven Intention der Gesprächsführung oder in der Herstellung von sinnhaften biographischen Zusammenhängen. Indessen steht die Bedeutung von »Verstehen« als Haltung gegenüber dem Patienten, der durch eine krankheitsbedingte Daseinsverformung als Person nicht auf eine Nachvollziehbarkeit von Verhalten reduziert werden darf, im Vordergrund. In der psychiatrischen und psychotherapeutischen Praxis wird intuitiv davon ausgegangen, dass es Phänomene des menschlichen Lebens gibt, die als »seelisch« aufzufassen sind. Gemeint ist dabei eine *Erste-Person-Perspektive* bzw. eine personale *Interiorität*, die nicht oder zumindest nicht ausschöpfend auf naturwissenschaftliche, quasi-gesetzliche (komplexe) Ursache-Wirkung-Verknüpfungen zurückzuführen ist. Damit ist die methodologische Dichotomie des Verstehens und Erklärens Ausdruck einer Selbstverständlichkeit in der klinischen Praxis: die Doppelnatur des Menschen als *seelisch-einmalig* und – aufgrund seiner biologischen Natur – als dem Allgemeinen unterworfener *Fall*.

Seit dem 19. Jahrhundert wird versucht, diese »explanatorische Lücke« (Pawelzik 2018) zwischen dem naturwissenschaftlichen bzw. philosophischen Monismus der Substanz und dem intuitiven Dualismus zwischen Naturphänomenen und geistiger Produktion innerhalb der Alltagsbezüge mit dem Begriff des »Verstehens« als Pendant zum naturwissenschaftlichen »Erklären« zu besetzen. Seit dem Neukantianismus und der Hermeneutik des letzten Drittels des 19. Jahrhunderts wird »Verstehen« entweder als approximativ in Bezug auf idealtypische Sinnzusammenhänge oder als hermeneutisches Erhellen aufgefasst.

Vor diesem Hintergrund wird die These aufgestellt, dass »Verstehen« als Prozess eine grundsätzliche interne Logik aufweist. Versuchsweise soll im Folgenden für die Psychiatrie eine Typologie von drei komplementären Weisen des Verstehens aufgestellt werden. Diese sind eine Verdichtung der sechs in der Einleitung intuitiv ausgearbeiteten Lesarten von »Verstehen«. Die dreigliedrige Typologie des Verstehens lautet folgendermaßen:

- »Verstehen« als logisch-semantische Operation der Zuordnung durch hypothetisch-deduktive Subsumtion im Sinne des »Covering Law« oder final im Sinne des »praktischen Syllogismus« der Handlungstheorie;
- »Verstehen« als hermeneutische Methode sowohl im Sinne einer *subjektiven Hermeneutik* (Einfühlen, emotionales Nachempfinden, erlebnisbezogenes Nachvollziehen von Handlungen nach Erhellung von Motiven) als auch im Sinne einer *objektiven Hermeneutik* (progressive Erhellung des Sinnes von Handlungen als objektive Rekonstruktion von sprachlich-kommunikativen und kulturell verankerten Mustern).
- *»Verstehen« als Haltung der Bereitschaft*, sich auf den Patienten einzulassen, das heißt, eine *grundlegende* (nicht zwingende) *Verständigung* durch Herstellung eines *Resonanzraumes* in der annehmenden, jedoch nicht das Gegenüber aneignenden *Begegnung*. Die Verständigungsintention ist letztlich eine *humanistische Grundlage der psychiatrischen Praxis*.

Die These einer impliziten kanonischen Logik des Verstehens, die typologisch für die Psychiatrie zu differenzieren ist, wird durch eine doppelte praxeologische Implikation ergänzt: Dort, wo Verständlichkeit eine Grenze erfährt, und dort, wo darüber hinaus die Verständigung hinsichtlich des Sicheinlassens auf eine gebotene Behandlung nicht möglich ist (weil der Patient krankheitsbedingt nicht in der Lage ist, ausgewogen über die Notwendigkeit einer Behandlung für sich zu entscheiden), ergibt sich jeweils eine *Anthropologie der Unverständlichkeit* als Würdigung des Fremden und eine *Anthropologie der Behandlung gegen den natürlichen Willen des Patienten* als Ausdruck der substitutiven ärztlichen Sorge, welche sich dadurch zu einer Für-Sorge entwickelt.

2.2. Untersuchungsmethode

Die These, dass der wissenschaftstheoretisch und wissenschaftshistorisch relevante Begriff des Verstehens in der Psychiatrie und Psychotherapie polysem ist und dass eine Erweiterung der psychiatrischen Erkenntnistheorie und Anthropologie um das *Unverständliche* und um die *Begründung der Zwangsbehandlung bei Abbruch der Verständigung* sinnvoll ist, wird in einer weiteren Unterscheidungslogik, bestehend aus acht Schritten, ausgearbeitet, wie in Abbildung 3 am Ende des Abschnittes dargestellt.

Der erste Schritt besteht in der historischen Kontextualisierung der »Verstehen-Erklären-Debatte«. Die erwähnte Dichotomie wurde von Jaspers als wissenschaftstheoretisches Kriterium in die Psychiatrie eingeführt. Ansatzpunkt für die historische Rekonstruktion der hier vertretenen dialektischen Perspektive zwischen »Erklären« und »Verstehen« einerseits sowie für »das Verständliche« und »das Unverständliche« andererseits ist die Hermeneutik von Schleiermacher zu Beginn des 19. Jahrhunderts. In den Geisteswissenschaften bildeten sich im letzten Drittel des 19. Jahrhunderts zwei Positionen gegenüber dem »Verstehen« als Methode heraus: der Historismus (beispielsweise vertreten durch Droysen und Dilthey) und der Neukantianismus (beispielsweise vertreten durch Windelband und Rickert). Diese beiden Positionen werden um kritische Argumentationen von Nietzsche, Weber und Simmel ergänzt, bevor die Stellung des Neopositivismus und der philosophischen Hermeneutik des 20. Jahrhunderts hierzu erörtert wird. Diskutiert werden dabei die Positionen des *psychologischen Verstehens* (das *Hineinversetzen* und *Nacherleben* als Ausgangspunkt des *Nachvollziehens* von Beweggründen und motivationalen Momenten) und des *rationalen Verstehens von überindividuellen Sinnstrukturen* als explanatorische Idealtypen.

Auf dieser historischen Grundlage wird im zweiten Schritt eine Logik des Verstehens formuliert. Diese Logik beschreibt die konzeptuellen Elemente eines jeden Verstehensaktes und wie diese Elemente strukturell verbunden sind.

Im dritten Schritt wird eine Begriffsanalyse des Konzeptes »Verstehen« als polysemes, transitives und als substantiviertes Verb durchgeführt. Es folgt die Bestimmung von Extension (Anwendungskontexte) und Intension (definitorische Merkmale) des Begriffes. Die Definitionen des Begriffes »Verstehen« können aus einer formallogischen Perspektive als Äquivalenzdefinitionen aufgestellt werden, wenn alle prinzipiell notwendigen und hinreichenden Merkmale des Begriffes Berücksichtigung finden. Diese ausschöpfende Definition umfasst konsequenterweise die verschiedenen Lesarten von »Verstehen«.

Der vierte Schritt befasst sich mit den Bedeutungsdimensionen von »Verstehen« als logischer Operation der Zuordnung zu diagnostischen Kategorien bzw. zu psychologischen Konstrukten. Darüber hinaus wird die Notwendigkeit einer Ergänzung durch eine intransitive Erste-Person-Perspektive (»wer« als Subjekt versteht: der Verstehende) in Verbindung mit einer dialogischen Zweite-Person-Perspektive (»wie« in der Interaktion verstanden werden soll) untersucht.

Im fünften Schritt wird Jaspers' Verstehensbegriff analysiert. Das Moment von psychologisch-individuellem, genetischem Verstehen wird nach Jaspers nicht nur durch *Hineinversetzen* erreicht, sondern auch – wie er in einer späteren Argumentation vorschlägt – durch *rationales Verstehen,* also durch den Abgleich mit einem Idealtypus von Sinnzusammenhängen, der postuliert und daher nicht empirisch-induktiv gewonnen wird. Der Abweichungs- oder Annäherungsgrad zu diesem Idealtypus ermöglicht die Rekonstruktion des individuellen Sinnes. Das *metaphysische Verstehen* ist für Jaspers eine existentielle Erhellung im Angesicht des Unverständlichen. Die Existenz kann nicht kausal erklärt werden, denn es handelt sich um etwas Letztes, eine Totalität.

Im sechsten Schritt wird argumentiert, dass »Verstehen« sich nicht nur erkenntnistheoretisch auf *das Verständliche* bezieht, sondern sich auch anthropologisch um die *Verständigung* als interpersonales Phänomen bemüht. »Verständigung« wird an dieser Stelle als *Haltung des Verstehenwollens* oder Verstehensbereitschaft aufgefasst, was bedeutet: als Absicht, sich bei gebotener Distanz auf die privative Welt des Patienten einzulassen und durch authentisches Interesse an seinem Schicksal zu partizipieren.

Im siebten Schritt werden die kognitiven Grenzen des Verstehens anhand der Auseinandersetzung mit dem psychologisch und psychopathologisch *Unverständlichen* diskutiert. Hier wird der Frage nachgegangen, ob Unverständliches nur provisorischer Unverständlichkeit entspricht, oder ob es legitim ist anzunehmen, dass bisweilen Unverständliches als *Nichtverständliches* seine Berechtigung hat.

Im letzten Schritt wird der Frage nachgegangen, wie sich ein *Mangel an Verständigung* in der therapeutischen Beziehung auswirkt. Das *Stehenlassen* einer privativen Welt zugunsten des *Vertrauens* unterstreicht ein *In-Beziehung-bleiben-Wollen* und relativiert somit die *Notwendigkeit des Verstehen-Müssens*. Aus medizinanthropologischer Sicht wird ferner die Bedeutung von *substitutiven Entscheidungen* untersucht, wenn aufgrund einer medizinisch erforderlichen, aber vom Patienten krankheitsbedingt nicht eingesehenen und nicht akzeptierten Behandlung, *Verständigung* nicht möglich ist, aber unter Annahme einer Autonomiebeeinträchtigung die Fürsorge in Form von medizinischer Behandlung geboten ist.

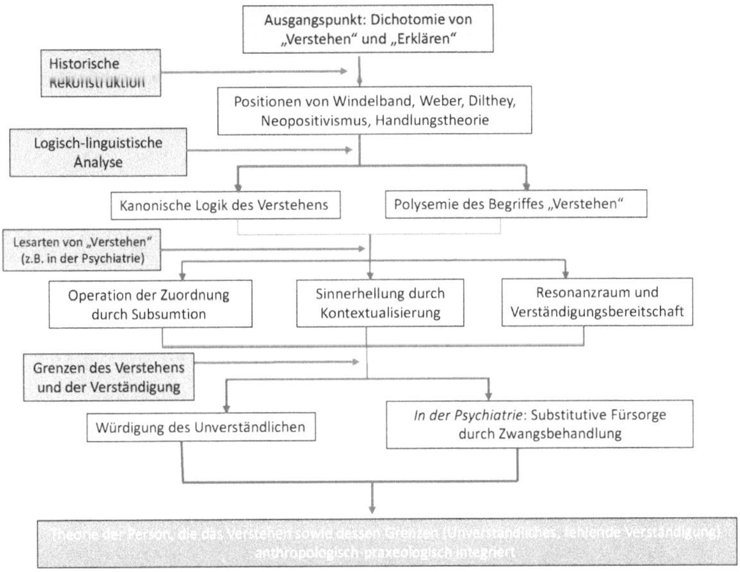

Abbildung 3: Argumentativer Pfad der Untersuchung von Lesarten von Verstehen in der Medizin (vor allem Psychiatrie und Psychotherapie) sowie Grenzen von »Verstehen« und »Verständigung«.

3. Ausgangspunkt: Philosophische Quellen zu »Verstehen« und »Erklären« im Hinblick auf die Psychiatrie und Psychotherapie

Die kontroverse epistemologische Diskussion um die Methoden des Verstehens und des Erklärens beginnt mit der platonisch wie auch aristotelisch geprägten scholastischen Debatte des *principium individuationis* (Schäfer 1999), das heißt mit der metaphysischen Begründung von der Entstehung der einzelnen Individuen (Seienden) und mit der Begründung der Pluralität und der Differenzen unter den Individuen einer Klasse als einmalig und zugleich einer Klasse zugehörig. Ein Individuum zu verstehen impliziert, dieses zunächst einer Gattung zuzuordnen, um danach die Individualmerkmale, die es von den anderen Individuen einer Gattung unterscheiden, zu bestimmen. Diese Debatte setzt sich in der Tradition der Hermeneutik als Kunst der Interpretation des Einmaligen unter Berücksichtigung eines spezifischen Kontextes fort.

Als geisteswissenschaftliche Methode steht »Verstehen« in der Tradition der Hermeneutik, die ursprünglich als *Texthermeneutik* aufgefasst wurde: als Auslegungskunst von Texten anhand von *Interpretationskodices* vor einem philologischen wie historischen Hintergrund (Grondin 2001). *Friedrich Schleiermacher* (1768–1834) erkannte Anfang des 19. Jahrhunderts die Grenzen der (Text-)Interpretation, wenn sie als rein strukturierte Übersetzung anhand von festgelegten Übertragungsregeln geschieht. Er postulierte eine offene *Universalhermeneutik* unter der von der Romantik geprägten Annahme, dass alle Phänomene deutbar seien, da sie immer auf etwas hinwiesen, für etwas stünden. Diese Haltung des späten Schleiermacher steht im Kontrast zu seiner ursprünglichen Auffassung, dass dem »Verstehen« Grenzen zu setzen seien. Die »Wut des Verstehens«, die er zuvor kritisiert hatte, wurde zu seinem Credo (Hörisch 1988). Dennoch entwickelte Schleiermacher eine dialektische Sprachtheorie, die objektive und subjektive Momente von Handlungen und von Geschaffenem herausarbeitet und Grenzen in der Interpretation des

Individuellen anerkennt. Dieser Universalanspruch der Hermeneutik wurde später auch von anderen Autoren vertreten, so im Falle der philosophischen Hermeneutik von Hans-Georg Gadamer (Gadamer 1990), der Universalsemiotik von Charles Sanders Peirce (Peirce 1903/1983) und der Psychoanalyse von Paul Ricœur (Ricœur 1974).

Eine erste historische Annäherung an den Begriff »Verstehen« in Philosophie, Soziologie und Psychiatrie wird summarisch in Tabelle 2 vorgeschlagen.

I. Die Herausarbeitung des Begriffes »Verstehen« in historischer Perspektive

Vorläufer der philosophischen Hermeneutik: Die Kunst der Interpretation von Origenes und Augustinus über Melanchthon, Flacius, Dannhauer, Chladenius und G. F. Meier bis Schlegel

Die erste Formulierung einer Universalhermeneutik: F. D. E. Schleiermacher

Die kanonische Formulierung der Dichotomie zwischen Verstehen und Erklären als jeweils die Geistes- und die Naturwissenschaften begründend: beispielsweise Droysen, Dilthey, Spranger

Historismus: Verstehen als Erfassen von Totalitäten durch einen Akt des Hineinversetzens von Seiten des Verstehenden, beispielsweise bei Ranke, Droysen, Spengler und Dilthey

Neukantianismus (Südwestdeutsche bzw. Badische Schule): Verstehen als Abgleich mit transzendentalen, allgemeingültigen »Werten« (Kategorien, im Sinne Kants), die zwar existieren, aber irreal sind, da sie nicht im Sinne des Seins erscheinen: Windelband, Rickert

Die Übertragung des verstehenden Ansatzes auf die Soziologie: M. Weber und G. Simmel

Die Übertragung des verstehenden Ansatzes auf die Psychiatrie: Jaspers

Analytisch-neopositivistische Bestrebung nach Methodenreduktion und Demarkation von Wissenschaftlichkeit (Einheitsmethode für eine einheitliche Definition von Wissenschaft, dabei hat »Verstehen« bestenfalls eine heuristische Bedeutung): Abel, Popper, Hempel, Tönnies

Die sprachanalytische Handlungstheorie, die »Verstehen« als teleonomisches Erklären menschlicher Handlungen nach Absichten (Intentionen) auffasst**:** Winch, Anscombe, von Wright, Taylor, Tuomela

Neue hermeneutische Ansätze mit Betonung auf Haltung, Versprachlichung und Kommunikation: Ein Zur-Sprache-Bringen des Sinnes von kommunikativ zum Ausdruck Gebrachten: Gadamer, Ricœur, Habermas, Lévinas

Sozialwissenschaftlich relevante Philosophie relativiert stark die methodologische Unterscheidung zwischen Erklären und Verstehen und verwendet sie als semantisch ähnlich: Foucault, Bourdieu, Tönnies, Parsons, Merton

Verstehen als Objektivierung von Sinnstrukturen in sozial-kommunikativen Kontexten: Mead, Lévi-Strauss, Goffman, Oevermann

II. Paradigmen des Verstehens aus philosophischer Sicht

Die Unterscheidung zwischen nomothetischen bzw. generalisierenden und idiographischen bzw. individualisierenden Wissenschaften: Windelband

Verstehen als spezifische Erkenntnismethode der Geisteswissenschaften bzw. des Individuellen und Einmaligen: Droysen, Dilthey

Psychologisches oder subjektives Verstehen als Erfassung des Anderen durch Hineinversetzen: Historismus

(Subjektives) Verstehen des Anderen als Ganzes: Verstehen als ein Sich-affizieren-Lassen als geistige Grundlage für eine weitere analytische Vorgehensweise (Verstehen oder Erklären): Droysen, Dilthey, Simmel, Jaspers (bezogen auf die Existenz als Totalität)

Verstehen als Würdigung des unmittelbaren, spontanen, gegenwärtigen Lebens: Nietzsche

Verstehen nicht als Methode, sondern als fundamentale Sorgestruktur des Daseins als »geworfenes Wesen«, das heißt, in seiner Bestimmung des In-der-Welt-Seins: Heidegger

Die transzendental-pragmatische Interpretation von Verstehen: Kausalität als Interventionskausalität zwischen Handlung und Konsequenz bei Apel

(Objektives) Verstehen in doppeltem Sinne: ***Als approximativer Abgleich mit übergeordneten Sinnkategorien*** (Rickert, zum Teil Jaspers und Weber) oder als ***Herausarbeitung von latenten allgemeinen Sinnstrukturen am Einzelfall*** durch Fallanalyse (Oevermann, Brücher), ***Besonderung*** des Einzelfalles

III. Psychiatrische Positionen des Verstehens

Einfühlen als Nachahmung: Lipps (»Empathie« ist die Übersetzung dieser Position)

Verstehen als unmittelbares Erleben des Anderen als Ganzes: Münsterberg

Verstehen vor allem als Hervorgehen von Seelischem aus Seelischem: Genetisches Verstehen bei Jaspers

Verstehen als das Erkennen des Sinnes einer Handlung, Reaktion oder Einstellung aus der Angemessenheit im Hinblick auf ein personales Motiv: Binswanger

Verstehen als das Zuordnenkönnen klinischer Informationen: nach Motiven, Modellen oder Diagnosen

Verstehen als Haltung der Würdigung von Alteralität ohne Aneignungsbestreben: Dörner, Maio

Psychiatrisch-phänomenologisch: Verstehen als leiblich-affektive Resonanz im Rahmen eines interaktiven und zwischenleiblichen Austauschprozesses von Ausdruckssignalen wie beispielsweise bei Fuchs, Parnas, Stanghellini

Tabelle 2: Philosophische Hauptpositionen des Verstehens

Philosophische Hauptpositionen des Verstehens in historischer, paradigmatischer und psychiatrischer Hinsicht. Je nach Autor bestehen deutliche Überlappungen und Nuancierungen.

Die Dichotomie zwischen Verstehen und Erklären entstand in der Mitte des 19. Jahrhunderts in einer geistigen Atmosphäre, die geprägt war von naturwissenschaftlich-technizistischem Optimismus, der getragen war vom damaligen rasanten technologischen Fortschritt und philosophisch durch den Positivismus untermauert wurde. Dieser entstand seinerseits als Reaktion auf den spekulativen absoluten Idealismus Hegels Anfang des 19. Jahrhunderts und als Versuch, jegliche Metaphysik aus den Wissenschaften zu verbannen. Ab Mitte des 19. Jahrhunderts versuchten zwei miteinander verschränkte Richtungen dem Verstehen – jenseits des strengen positivistischen Empirismus – einen erkenntnistheoretischen Rang zu verleihen: der Historismus und der Neukantianismus. Der Historismus, vertreten durch Leopold von Ranke, Johann Gustav Droysen, Otto Spengler und vor allem durch Wilhelm Dilthey, versuchte in der historischen Rekonstruktion der gesellschaftlichen Vergangenheit die geschichtsbewegenden Akteure – ob einzelne Personen, Menschengruppen oder Institutionen – als Individuen aufzufassen, die in ihrer jeweiligen internen Dynamik und in der Einmaligkeit historischer Ereignisse aus sich heraus verstanden, das heißt der Sinn ihrer Handlungskomplexe nachvollzogen werden konnte.

Die Südwestdeutsche Schule des Neukantianismus, vertreten durch Wilhelm Windelband und Heinrich Rickert, widmete sich besonders den geteilten Werten, mit Berücksichtigung der Einbettung des Menschen in Kultur und Geschichte (wie »Wahrheit« oder »das transzendentale Sollen«), im Gegensatz zum Nutzen in der Ausgerichtetheit menschlichen Handelns; ein zweiter wichtiger Forschungsbereich des Neukantianismus war die Demarkation der Geisteswissenschaften gegenüber den Naturwissenschaften. Die drei Grundprämissen des Historismus (historischer Relativismus, Individualitätsprinzip und Verstehbarkeit historischen Geschehens in seiner Einmaligkeit) sowie der neukantianische Idealismus wurden recht bald von Friedrich Nietzsche (*Vom Nutzen und Nachteil der Historie für das Leben*) und Max Weber (*Knies und das Irrationalitätsproblem*) kritisiert. Der relativistische Neukantianismus Georg Simmels sowie die Phänomenologie Edmund Husserls nehmen im psychiatrischen Kontext wegen des Einflusses auf Karl Jaspers (etwa im Begriff des »statischen Verstehens«) eine Sonderstellung ein (Wiggins & Schwartz 1997). Die heutige Diskussion um das Verstehen wurzelt überwiegend in der Daseinsanalytik Martin Heideggers und in der Universalhermeneutik Hans-Georg Gadamers: Verstehen sei nicht ein menschliches Vermögen unter vielen anderen, sondern werde als eine Grunddimension des Menschseins aufgefasst. In seiner *Daseinsgeworfenheit* sei der Mensch auf Kommunikation angewiesen und könne nur verstehend existieren (s. Tabelle 3).

Klassische Differenzialcharakteristika zwischen Verstehen und Erklären in der Psychiatrie und Psychotherapie

	Erklären	**Verstehen**
Wissenschaftsart	Naturwissenschaften	Geisteswissenschaften
Zweck	nomothetisch (das Allgemeine)	idiographisch (der Einzelfall)
Inhalt	Ursachen/Bedingungen	Gründe/Motive
Personenperspektive	Dritte-Person-Perspektive	Erste- und Zweite-Person-Perspektive
Methoden	Messung/ Statistik	Hermeneutik
Horizont	Gesetze	Sinnzusammenhänge
Instrumente	Protokollsätze	Interpretationskunst
Gütekriterien	Validität/Adäquatheit	Kohärenz/Sinn
Anspruch	Wahrheit	Sinnerhellung
Mensch in der Medizin	Körper	Leib
Seelenkunde (Hauptrichtung)	Psychiatrie	Psychotherapie
Semiotik	Symptome	Phänomene

Tabelle 3: Differentialmerkmale zwischen Verstehen und Erklären als Methoden

Für die Analyse des Verstehens in der Psychiatrie ist die Dichotomie zwischen »Verstehen« und »Erklären« von zentraler Bedeutung als Ausgangspunkt für eine weiterführende Analyse psychiatrischer Methodik.

3.1. Geisteswissenschaftlicher Ausgangspunkt: Hermeneutik, Idiographik und historisches Verstehen

Das Annehmen von Sinnzusammenhängen und deren Interpretierbarkeit bezog sich jahrhundertelang vorwiegend auf die Auslegung theologischer Texte. Mit Schleiermacher begann die Universalhermeneutik als Technik der Interpretation aller Texte, die eine Oberflächen- und eine Tiefenstruktur aufweisen – oder bei denen diese angenommen wird. Eine Opposition zu den Naturwissenschaften bildete sich heraus, als die Geisteswissenschaften – und besonders die Geschichtswissenschaft – nach einer eigenen Methode in Abgrenzung von der auf Naturgesetzen basierenden, hypothetisch-deduktiven Methode der Naturwissenschaften strebte. Ein weiterer Schritt war die Einsicht, dass ein Sachverhalt einer Einzelwissenschaft (z. B. der Psychologie) sowohl kausal als auch im Hinblick auf Sinnverknüpfungen untersucht werden kann.

Wilhelm Windelbands Einteilung der methodischen Ansätze in den Wissenschaften in »nomothetisch« (vom griechischen *nómos* – Gesetz) für die allgemeinen Gesetzmäßigkeiten in den Wissenschaften und »idiographisch« (vom griechischen *eídos* – Idee, Gestalt, Form) für die Bezeichnung der Wissenschaften, die sich für das Individuelle und Einmalige interessieren (Windelband 1984/1919, S. 136–160), war ausschlaggebend für die unterschiedliche Herangehensweise an das zeitlos Allgemeine und an das historisch Individuelle. Heinrich Rickert systematisierte die Dichotomie Windelbands zwischen *idiographisch* und *nomothetisch* als jeweils deskriptiv-interpretierende Geisteswissenschaften und kausalgesetzlich-interpretierende Naturwissenschaften (Rickert 1929, S. 560–578), das heißt zwischen individualisierenden und generalisierenden Wissenschaften, wobei »Verstehen« in den Geisteswissenschaften das Ergebnis eines Abgleichs mit gesetzten Kategorien darstelle. Diese Dichotomie hatte erheblichen Einfluss auf die Geisteswissenschaften und auf die Psychologie, die nunmehr sowohl nomothetisch (durch gesetzmäßige Verallgemeinerungen) als auch idiographisch (Verstehen des einzelnen Individuums) aufgefasst werden konnten.

Den objektiven Geist, also die konkret menschlichen Leistungen nicht nur in sich logisch-generativ und letztlich geschlossen zu erfassen, sondern aus der sinnhaften Rekonstruktion des individuellen und einmaligen Werdens nachzuvollziehen, war das Ziel der Hermeneutik Diltheys. Ähnlich wie Kant die Naturwissenschaften anhand der transzendentalen Kategorien des Verstandes erkenntnistheoretisch begründen wollte, versuchte Dilthey die Geisteswissenschaften mit der Methodik des *historischen Verstehens* zu begründen.

3.1.1. Friedrich Schleiermacher: Universalhermeneutik als Kunst des Verstehens

Schleiermacher (1768–1834) begründete eine dialektische Sprachtheorie, die bis heute fruchtbar geblieben ist: Er unterscheidet darin einen grammatischen Interpretationsansatz als Rekonstruktion sprachlich objektivierter Äußerungen von einem psychologischen Interpretationsansatz als Rekonstruktion der motivationalen und idiosynkratischen Momente des Autors. Darüber hinaus differenziert er aber auch zwischen Sprache als durch Grammatik supra- und interindividuell bestimmt und Sprache als Sprachgebrauch: zwischen Sprache als System und Sprechen als Realisierung der Sprache in der Kommunikation. Schleiermacher greift das kantsche metaphysische Programm der Herausarbeitung allgemeiner Transzendentalkategorien für das Verstehen auf. Er selbst hatte keine Monographie zur Hermeneutik verfasst; jedoch sein Schüler Friedrich Lücke publizierte im Jahr 1838, vier Jahre nach Schleiermachers Tod, seine Aufzeichnungen zu den Vorlesungen in dem zweiteiligen Werk *Hermeneutik und Kritik*. Dieses basiert vorwiegend auf Schleiermachers Aufzeichnungen der Jahre 1819 bis 1828, des Wintersemesters 1832/33 sowie auf einigen kurzen Schriftstücken und Notizen, die bis zu den Vorlesungen zur Ethik im Jahr 1806 zurückgehen. Der erste Teil, welcher der Hermeneutik gewidmet ist, erscheint gespickt mit Schleiermachers Notizen zur Vorbereitung seiner Vorlesungen. In der Sekundärliteratur bestehen verschiedene Auffassungen darüber, ob in der Entwicklung seines Denkens der grammatischen oder der psychologischen Perspektive Vorrang zukommt. Das 1977 von Manfred Frank herausgegebene Werk beinhaltet eine kritische Einleitung sowie neun selten publizierte Texte zur Hermeneutik (Schleiermacher/Frank 1977).

Die Grundidee der Hermeneutik beruht auf der innigen Beziehung zwischen dem Ganzen und seinen Teilen, die sich gegenseitig bedingen und Grundlage für Verständnis sind. Dieser hermeneutische Zirkel, der mit Gadamer im 20. Jahrhundert einflussreich wird, wurde von Schleiermacher folgendermaßen beschrieben: »Sollen wir das Ganze aus dem Einzelnen und das Einzelne aus dem Ganzen verstehen, so befinden wir uns in dem Verhältnis gegenseitiger Bedingtheit. Setzen wir nun auch bei der Lösung dieser Aufgabe dieselben hermeneutischen Prinzipien, aber Verschiedenheit der zum Grunde gelegten Voraussetzungen, so werden verschiedene Resultate entstehen« (Schleiermacher 1977, S. 229). Das Verstehen setzt nach Schleiermacher bei der Sprache und bei der Rede an und unterscheidet dabei zwischen dem Sprechenden oder Schreibenden einerseits und dem Gesprochenem oder Geschriebenem andererseits. In der »Versprachlichung« werden somit prinzipiell subjektive und objektive Momente als wirksam angenommen.

Die Hermeneutik als Suche nach dem Sinn einer solchen linguistischen Äußerung ist kein geschlossenes System von Regeln, kein festgelegtes Regelwerk, sondern eine Kunst, die eher einem Kanon folgt und sich anderer Wissenschaften bedient: »Wenn die hermeneutische Aufgabe überhaupt vollkommen nur gelöst werden kann durch Verbindung der Grammatik mit der Dialektik, der Kunstlehre und der speziellen Anthropologie, so ist klar, dass in der Hermeneutik ein mächtiges Motiv liegt für die Verbindung des Spekulativen mit dem Empirischen und Geschichtlichen« (op. cit., S. 234). Exakt diese drei Bereiche – das Spekulative, das Empirische und das Geschichtliche – werden später von Droysen methodisch besetzt, um den historischen Wissenschaften (»das Geschichtliche«) eine spezifische Methode zuschreiben zu können: das Verstehen.

Für die Zwecke der vorliegenden Arbeit sollen zwei implizite Apriori im Werk von Schleiermacher expliziert werden: die Identität zwischen »Denken« und »Reden« und das Verstehen in hermeneutischer Intention, die sich um Klärung in erweiterten Kontexten bemüht, um »Missverständnisse« zu vermeiden. Die Identität zwischen »Denken« und »Reden« führt dazu, dass durch das Verstehen der Rede (oder Schrift) das Gedachte erfasst werden kann. Hierzu entwickelt Schleiermacher eine Dichotomie zwischen der Gesamtheit der Sprache als external und objektiv und dem gesamten Denken des Autors als internal oder »inneres Sprechen«. *Verstehen* würde einerseits bedeuten, die Rede aus der Totalität der Sprache herauszunehmen und andererseits den persönlichen Gedankengang des Denkenden zu erfassen (op. cit., S. 77). In seiner Untersuchung des Widerstandes gegenüber dem Verstehen geht Schleiermacher davon aus, dass das »Missverstehen« sich von selbst ergebe, während das »Verstehen« aktiv gewollt und gesucht werden müsse, um das »Missverstehen« zu durchbrechen. Dabei kann das *Missverstehen* materiell (den Inhalt betreffend, also qualitativ) oder formell (den Ton betreffend, also quantitativ) sein (op. cit., S. 92–93).

In primär philologischer Intention trennt Schleiermacher – stets nach den Aufzeichnungen Lückes – »Grammatik« von »Rhetorik« und betrachtet »Hermeneutik« und »Kritik« als zwei Bereiche der Grammatik in dialektischer Beziehung untereinander und zur Rhetorik. *Hermeneutik* sei die Kunst des Verstehens in einer doppelten, komplementären Perspektive: einer grammatischen und einer psychologischen. Die *Kritik* (die philologische wie die historische) hingegen beschäftige sich damit, zu erkennen, was dem Autor angehört und was ihm fälschlich zugeschrieben wird (op. cit., S. 167). Die erste hermeneutische Perspektive ist die grammatische Interpretation. Sie befasst sich mit der Einheit der Rede und des Wortes als in den Regeln der Komposition (Syntax) begründet. Die psychologische Interpretation als zweite hermeneutische Perspektive befasst sich mit der Einheit der Rede durch Erhellen dessen, was den Autor zu dieser Rede/Schrift bewegt hat. Da diese zwei Perspektiven für die spätere Linguistik, die Semiotik, die qualitative Analyse und die subjektive/objektive psychiatrische Hermeneutik von grundlegender Bedeutung sind, werden beide in Abbildung 4 in ihrer Komplexität dargelegt.

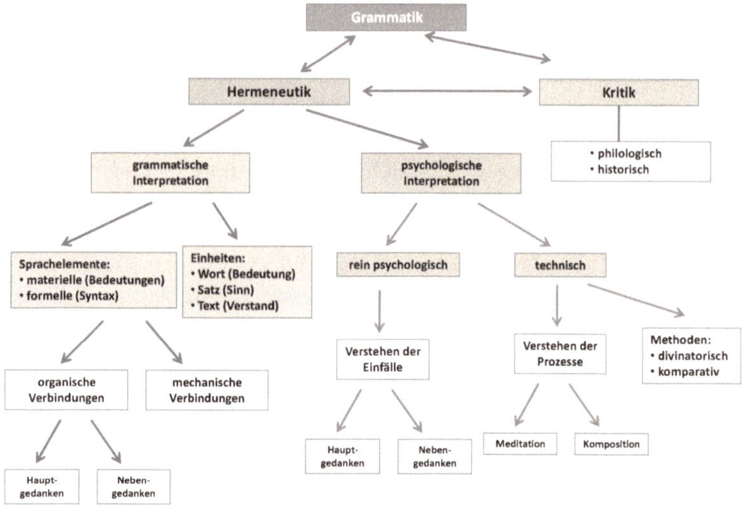

Abbildung 4: Momente der Hermeneutik als Kunst des Verstehens bei Schleiermacher

Zunächst wird zwischen Rhetorik und Grammatik unterschieden, wobei Schleiermacher selbst zuweilen beide auf derselben Ebene, dann wieder die Grammatik als übergeordnet darstellt. Die Hermeneutik als Interpretationskunst umfasst eine grammatische oder objektivierende (bezogen auf die Sprache) und eine psychologische oder subjektivierende (bezogen auf den Sprechenden) Perspektive. Hermeneutik erhellt den Sinn. Dieser geht aus komplexeren linguistischen Strukturen wie Sätzen oder Texten hervor. Die Rekonstruktion berücksichtigt Haupt- und Nebengedanken und hat als Ziel das Verstehen der Meditation (Denken eines Sachverhaltes) und der Komposition (Ausdruck des Gedachten) sowie das Erfassen des Allgemeinen im Individuellen und dessen komparativer Besonderheit.

Die grammatische Interpretation ist nicht nur syntaktisch gemeint, sondern auch als das in einer Sprachgemeinschaft über die Struktur der Sprache Objektivierte. Elemente dieser grammatischen Interpretation sind *Wörter* als Träger von Begriffen und somit von »Bedeutungen«, *Sätze* als die eigentlichen Träger von »Sinn« und schließlich der *Text* oder die geschlossene Rede als Totalität und somit als Träger von »Verstand«. Ein Wort kann in seiner Mannigfaltigkeit nicht gänzlich erfasst werden, somit auch nicht die vollkommene Einheit des Bezeichneten. In logischer Auffassung bedeutet diese Grenze, dass die explizite Definition eines Begriffes nie alle notwendigen und hinreichenden Merkmale umfassen kann, da Bedeutungen im Gebrauch und im Kontext generativ entstehen. Daher müssen die »Kombinationen von Beziehungen und Übergängen« (op. cit., S. 108) berücksichtigt werden. Neben den materiellen Sprachelementen (Wörter, Bedeutungen, Begriffe, Denotationen) gibt es auch formelle, wie etwa die Syntax (sowohl innerhalb eines Satzes als auch in einem Text oder in einer Rede). Satzverbindungen in der Rede bilden eine Komposition, deren »Totalzusammenhang« sich aus den »Sprachelementen« ergibt, die wiederum durch den »Totalzusammenhang« erhellt werden (op. cit., S. 156). Die entscheidende Tragweite dieser grammatischen Perspektive bei Schleiermacher liegt darin, dass die Sprache, so wie sie in einer bestimmten Kultur zu einer bestimmten Zeit mit ihren syntaktischen Regeln und Bedeutungen angewandt wird, *über* dem Sprecher/Textverfasser steht. Das sprechende Individuum wird somit zu einem Sprachrohr der Sprache. Mit den Worten Schleiermachers: »Der Verfasser ist Produkt der Sprache und steht unter ihrer Potenz« (op. cit., S. 167). Diese Idee erscheint als Kippfigur deutlich in dem von Manfred Frank eingeschobenen Vorlesungskonzept Schleiermachers aus dem Wintersemester 1826/27: »Der Mensch mit seiner Tätigkeit verschwindet und erscheint nur als Organ der Sprache. Technisch. Die Sprache mit ihrer bestimmenden Kraft verschwindet und erscheint nur als Organ des Menschen, im Dienst seiner Individualität, so wie dort die Persönlichkeit im Dienste der Sprache« (op. cit., S. 171). Was dann bleibt ist die »Eigentümlichkeit der Darstellung«, das heißt der »Stil« des Redenden oder Textverfassenden. Der *Stil* ist die eigentümliche Art der verbalen Komposition und der Sprachbehandlung und somit abhängig vom »Charakter« des Verfassers, der nur »annähernd« verstanden werden kann (op. cit., S. 172). Das Individuelle geht grammatisch im Allgemeinen auf, kann aber nicht ausschöpfend verstanden werden, womit Individualität unweigerlich erhalten bleibt. Der Grad an Harmonie zwischen der Einheit des Ganzen und der Art und Weise, wie sie in der Rede zum Ausdruck kommt, nennt Schleiermacher »Dignität des Verfassers«. In der hermeneutischen Untersuchung liegt dabei die erste Aufgabe in der Analyse der Komposition, in der Bestimmung der Einheit oder des Themas eines Werkes und erst dann in der Beschreibung der »Eigentümlichkeit« der Komposition auf der Grundlage des Charakters oder der emotionalen Verfassung des Autors um den Zeitpunkt der Abfassung seines Werkes (op. cit., S. 175–176).

Schleiermacher folgend legt die *psychologische Interpretation* dagegen den Schwerpunkt auf das subjektive Moment der Rede/der Textabfassung, nämlich auf die Motive des Sprechenden/Schreibenden. In der Auffassung Schleiermachers liegt die psychologische Aufgabe der Hermeneutik darin, die Einheit des Werkes als Tatsache im Leben des Verfassers aufzufassen und herauszuarbeiten, woraus das Werk sich entwickelt hat und darüber hinaus die Einzelteile eines Werkes aus dem Leben des Autors heraus zu begreifen (vgl. op. cit., S. 185). Dafür muss der Interpretierende versuchen, folgende Fragen zu beantworten: Unter welchen Umständen ist der Verfasser zu seinem Entschluss gekommen? Was bedeutet dieser Entschluss für ihn, welchen Wert hat er in Bezug auf die Totalität seines Lebens? (op. cit., S. 186). Von Schleiermacher werden zwei Modalitäten der psychologischen Interpretation vorgeschlagen: eine rein psychologische und eine technische. Die *rein psychologische* Modalität befasst sich damit, das Entstehen der Gedanken aus der Gesamtheit der Lebensmomente des Individuums herauszuarbeiten, und strebt an, die Hauptgedanken (die in der Sprache liegende Kernbotschaft) von den Nebengedanken (deren Lokalwert abhängig ist vom Unterstützungsgrad des Hauptgedankens und die Hinweise geben auf die Eigentümlichkeit des Autors) zu unterscheiden. Die *technische* Modalität befasst sich mit der Zurückführung der Rede/des Werkes auf ein bestimmtes Denken und Darstellen-Wollen, aus dem sich »Reihen« entwickeln (op. cit., S. 181). *Technisch* sollten einerseits die »Meditation« des Autors, das heißt der Prozess der Entwicklung des Kerngedankens oder die Argumentation als Totalität und Willensakt, andererseits die »Komposition« des Autors, das heißt die Darstellung und das Ineinandergreifen von Haupt- und Nebengedanken verstanden werden. Schleiermacher unterscheidet zwei Methoden der psychologisch-technischen Auslegung: die »divinatorische« und die »komparative«. Die *komparative Methode* könnte man in der heutigen Lesart als zweigliedrig auffassen, zuerst *hineinversetzend* und dann *abgleichend*, wobei Schleiermacher niemals von »Einfühlen« spricht. Er definiert »Komparation« als Abgleich zwischen dem Allgemeinen und dem Partikulären, um die *Besonderung* des Individuellen herauszuarbeiten. Schleiermacher beschreibt diese zwei Methoden der psychologisch-technischen Auslegung folgendermaßen: »Die *divinatorische* [Auslegung] ist die, welche, indem man sich selbst gleichsam in den anderen verwandelt, das Individuelle unmittelbar aufzufassen sucht. Die *komparative* [Auslegung] setzt erst den zu Verstehenden als ein Allgemeines und findet dann das Eigentümliche, indem mit andern unter demselben Allgemeinen Befassten verglichen wird [...] Beide dürfen nicht voneinander getrennt werden. Denn die Divination erhält ihre Sicherheit erst durch die bestätigende Vergleichung, weil sie ohne diese immer fantastisch sein kann. Die komparative aber gewährt keine Einheit. Das Allgemeine und Besondere müssen einander durchdringen, und dies geschieht immer nur durch die Divination« (op. cit., S. 169–170, Hervorheb. i. O.).

Hieraus stellt sich die wesentliche, stets aktuelle Frage, inwiefern Individualität erfasst werden kann. Schleiermacher geht konsequenterweise von der Prämisse aus, dass in jedem Verstehenwollen eines anderen die Auflösung einer epistemischen Differenz angestrebt wird: »Die Aufgabe ist, in die Beschaffenheit und Gründe der Differenzen zwischen dem Redenden und Verstehenden genauer einzugehen. Das ist schwierig« (op. cit., S. 178). Das Verstehen eines anderen impliziert eine Rekonstruktion der »Meditation«, eine psychologische Rekonstruktion, die den anderen in seiner Individualität nie zu offenbaren vermag, wie Schleiermacher in seiner Schrift *Über den Begriff der Hermeneutik mit Bezug auf F. A. Wolfs Andeutungen und Asts Lehrbuch* zum Ausdruck bringt: »[...] dass aber auch in der lebendigsten, eben weil jede (Bewegung der Seele, Anm. d. Verf.) in ihrem einzelnen Sein das Nichtsein der anderen ist, das Nichtverstehen sich niemals gänzlich auflösen wird« (op. cit., S. 328). Er fordert »die Anerkennung einer jeden Stufe der Unvollkommenheit« (op. cit., S. 219) und formuliert das Programm einer objektiven Hermeneutik: »Die Beziehung der Gedanken eines andern auf die eigenen liegt, sofern sie hermeneutischer Art ist, ganz auf der Seite der grammatischen Interpretation. Hier ist sie notwendig, denn in der grammatischen Interpretation liegt die Beziehung zwischen den Gedanken eines anderen und den meinigen als Ort der Sprache. Wenn aber eben die Aufgabe ist, die Gedanken eines andern als seine Produktion vollkommen zu verstehen, müssen wir uns von uns selber los machen« (op. cit., S. 213).

Die Bedeutung der Kombination von grammatischer und psychologischer Perspektive wurde für die Psychiatrie eingehend untersucht (Brücher 2009; Brücher 2019). In heutiger Lesart würde diese – von Schleiermacher ausgearbeitete – Zweigliedrigkeit für die Psychiatrie bedeuten, dass »Verstehen« sowohl eine subjektive Hermeneutik durch eine Operation des Hineinversetzens als auch eine objektive

Hermeneutik im Sinne einer individuellen Realisierung und Erkennung von allgemeinen, psychopathologisch relevanten Ausdrucksmustern impliziert (Brücher 2009; Brücher 2019). Die *grammatische Perspektive* entspricht sinngemäß den syntaktischen und semantischen Dimensionen der Semiotik von Morris. Er unterscheidet in der Universalzeichenlehre eine syntaktische, eine semantische und eine pragmatische Dimension. Die *psychologische Perspektive* Schleiermachers würde teilweise der pragmatischen Dimension entsprechen, da hier die kommunikativen Kontexte im Vordergrund stehen. Eine *objektive Hermeneutik* entspräche der grammatischen Perspektive Schleiermachers und wird in der Psychiatrie auf alle Kombinationen von Ausdrucks- und Verhaltensweisen erweitert. In psychopathologisch relevanten wie auch normalpsychologischen Handlungs- bzw. Verhaltenssequenzen sind allgemeine latente Strukturen zu erkennen, die in der individuellen Ausdrucksweise im Vergleich zu der allgemeinen Struktur von Typologien ihre Besonderheit aufweisen. Diese *Besonderung* findet Eingang in der psychotherapeutischen Herangehensweise auf individueller Ebene.

3.1.2. Johann Gustav Droysen: Verstehen von Totalitäten und der hermeneutische Zirkel

Aufgrund seiner Auffassung des Individuums als »Totalität« im Werden, welches nur im Lichte von historischen, kulturellen und psychosozialen Kontingenzen verstanden werden kann, gilt Droysen als einflussreiche Figur für die psychiatrische Erkenntnistheorie. In der Tradition der wissenschaftstheoretischen Begründung von Geschichtswissenschaften (später erweitert auf die Geisteswissenschaften) – als inhaltlich und methodisch differenziert von den Naturwissenschaften – postuliert Johann Gustav Droysen, dass die Natur sich auf das *Nebeneinander des Seienden*, die Geschichte dagegen auf das *Nacheinander des Gewordenen* beziehe (Droysen 2010/1875, S. 7). In seiner Monographie *Grundriss der Historik* (2010/1875) formuliert Droysen erstmalig seine methodologische Differenzierung: »Nach den Objekten und nach der Natur des menschlichen Denkens sind die drei möglichen wissenschaftlichen Methoden: die (philosophisch oder theologisch) spekulative, die mathematisch-physikalische, die historische. Ihr Wesen ist: zu erkennen, zu erklären, zu verstehen« (Droysen 2010/1875, S. 11). Diese Unterscheidung der

Methoden setzt nicht deren Inkompatibilität voraus, denn seiner Argumentation nach können sittliche Gestaltungen in ihren »Ausdrücken« und »Abdrücken« auch nach anderen Gesichtspunkten als dem historischen untersucht werden, wie es später Dilthey für die Psychologie unternahm. Sie sind – so wie sie sind – letztlich derart geworden, und »aus ihrem Sein ihr Werden zu erschließen, aus ihrem Werden ihr Sein zu verstehen, ist das Wesen der historischen Methode« (Droysen 2010/1875, S. 72). Der Begriff des Verstehens besitzt bei Droysen einen metaphysischen Hintergrund, etwa wenn er ihm nicht nur eine logische Struktur, sondern auch einen unmittelbar intuitiven und schöpferischen Akt des Verstehenden zuschreibt, der sich auf den Verstandenen als eine andere Totalität bezieht, mit welcher der Verstehende zur Übereinstimmung gelangt und dabei selbst zur Totalität wird: »Der Mensch wird, was er seiner Anlage nach ist, Totalität in sich, erst in dem Verstehen Anderer, in dem Verstandenwerden von Andern, in den sittlichen Gemeinsamkeiten (Familie, Staat, Volk usw.). Der Einzelne wird nur relativ Totalität; verstehend und verstanden ist er nur wie ein Ausdruck der Gemeinsamkeiten, deren Glied er ist und an deren Wesen und Werden er Teil hat« (Droysen 2010/1875, S. 10 - 11).

3.1.3. Georg Simmel: Das Verstehen als Urphänomen

Simmel arbeitet seine Position zum Begriff »Verstehen« in den Essays *Vom Wesen des historischen Verstehens* (Simmel 1999/1918) und *Die Probleme der Geschichtsphilosophie* (Simmel 1997/1907) aus, die auf folgenden Annahmen gründen: Verstehen sei im Wesentlichen die synthetische Beziehung eines Geistes zu einem anderen Geist, die Motivationen des Handelnden und des Ausdrückenden voraussetzend. Das stets fragmentarische »Ansehbare« stelle ein Symbol oder eine Brücke zur inneren Welt des Anderen dar, die nur aus den Erfahrungen des eigenen Inneren erschlossen werden könne, mit Ausnahme des »Blickes«. Simmel argumentiert gegen eine sekundäre, verstehende Synthese, die letztlich einem rationalen Verstehen gleichkäme, und plädiert für ein *Verstehen* als *Urphänomen,* das sich ebenso auf ein *Du* als *Urphänomen,* das nur als Ganzes erfasst werden könne, bezieht. Erst in einer nachträglichen Abstraktion könne eine assoziativ vermittelte *Hineinverlegung* der subjektiven Innenerfahrung in den Anderen zustande kommen: »Ich glaube vielmehr, dass die Einverleibung der eigenen Seele in den Anderen, damit man ihn als beseelt empfinde, eine völlig unbewiesene Übertragung aus andersartigen Erfahrungen auf dieses unvergleichbare Phänomen ist, dass das Du vielmehr ein Urphänomen ist ebenso wie das Ich, dass die Projektionstheorie für das Du so wenig wie für die räumlichen Dinge als solche gilt« (Simmel 1999, S. 160). Wenn *Du* und *Verstehen* aufeinander bezogene *Urphänomene* sind, dann wäre die logische Konsequenz, dass beide dasselbe darstellen, »gleichsam einmal als Substanz und einmal als Funktion ausgedrückt« (Simmel 1999, S. 162). Dies wirft die Frage auf, worauf die Stimmigkeit des *Verstehens* (bzw. des *Du*) als Urphänomen gründet, das sich zwischen dem einen Menschen als Ganzem und einem anderen, ebenfalls als Ganzem, erhebt. Es kann angenommen werden, dass Simmel hiermit auf grundlegende, allen Menschen gemeinsame anthropologische Sachverhalte und anthropologische Konstanten abzielt, wenn er behauptet: »Niemals würden wir das Was der Dinge aus ihrer geschichtlichen Entwicklung verstehen, wenn wir nicht dieses Was selbst irgendwie verstünden; sonst wäre jenes Unternehmen ersichtlich ein ganz sinnloses. Damit eröffnet sich ein dritter Typus der Verstehensvorgänge, dessen zugrunde liegende Zweiheit der Elemente weder zwischen Äußerem und Innerem, noch zwischen Seelischem und Seelischem, sondern zwischen seelischem und zeitfreiem Inhalt gegeben ist« (Simmel 1999, S. 171). Die aprioristisch-synthetische Position Simmels verweist auf zwei für die Seelenkunde wesentliche Sachverhalte: auf die Einheit der Person als Quelle allen Verstehens und auf die Einheit der Persönlichkeit als methodische Voraussetzung für die verständliche Einordnung von Ausgedrücktem. Denn: Als Verstehender verstehe ich zunächst nur das Ausgedrückte und erst durch das Erkennen von Motiven kann sinnhaft auf den Ausdrückenden als Person in seiner Persönlichkeit geschlossen werden: »Diese Konstruierbarkeit psychischer Zusammenhänge, die von dem unmittelbaren Gefühl der Bündigkeit begleitet wird und damit die einzige Möglichkeit bietet, das von Seelen getragene historische Geschehen zu *verstehen* – bedeutet eine völlig eigenartige Synthese der Kategorie des Allgemeinen und Notwendigen mit der des schlechthin Individuellen« (Simmel 1997, S. 269, Hervorheb. i. O.). Von Rickert, Weber und Jaspers wurde in unterschiedlicher Weise ausgearbeitet, dass das »Zeitlose«, »Allgemeine« und »Notwendige« auf von Individuen abgelöste, transsubjektiv zu verstehende Sinnzusammenhänge verweist. Simmel erkennt die Bedeutung, beim Menschen das Allgemeine mit dem

Individuellen zu verbinden. Für die heutige Diskussion über die Natur des fremdseelischen Erlebens ist Simmels Relativierung der Möglichkeit der Aneignung des Anderen besonders wertvoll: »Das Mitfühlen mit den Motiven der Personen, mit dem Ganzen und Einzelnen ihres Wesens, von dem doch nur fragmentarische Äußerungen überliefert sind; das Sich-Hineinversetzen in die ganze Mannigfaltigkeit eines ungeheuren Systems von Kräften, deren jede einzelne nur verstanden wird, indem man sie in sich von neuem erzeugt« (Simmel 1997, S. 297), gleicht eher einer speziellen Sensibilität und sogar einer Kunst als einem wissenschaftlichen Vorgehen. Aber auch diese Kunst hat Grenzen, denn Verständnis durch Mitdenken, Mitfühlen und Miterfahren zu erreichen, kann misslingen. Sollte eine Resonanz hergestellt werden, dann ist die »fragliche Identität nicht ein Abklatsch des primären Geschehnisses, sondern ein Teilhaben an jenem, in die Verständlichkeit übertragenen Inhalte oder Sinne desselben« (Simmel 1997, S. 299). Diese Vorstellung der Teilhabe am Anderen bei gleichzeitiger Wahrung von Verstehensgrenzen, ohne eine vollständige Aneignung zu vollziehen (eine Idee, die bei Simmel nur angedeutet erscheint), gewinnt eine zentrale Bedeutung in der Argumentation des heutigen Auffassens von »Verstehen« und »Verständnis« in der Psychiatrie und Psychotherapie.

3.1.4. Wilhelm Dilthey: Das Verstehen von Strukturzusammenhängen des Seelenlebens

Die Bedeutung Diltheys für die Psychiatrie und Psychotherapie liegt in seiner Auffassung von »Verstehen« als eines auf die Subjektivität des zu Verstehenden abzielenden, hineinversetzenden Einblicks in personale Strukturzusammenhänge des fremdseelischen Erlebens. Er postuliert sowohl eine »analytische« (auf subjektive Totalitäten zielend) als auch eine »synthetische« (empirische) Psychologie als komplementäre Perspektiven. Das Verstehen als spezifische Methode der Geisteswissenschaften und der beschreibenden Psychologie arbeitete Dilthey in seinen Werken *Einleitung in die Geisteswissenschaften* (Dilthey 2013/1883), *Der Aufbau der geschichtlichen Welt* (Dilthey 1997/1910) und besonders in *Ideen über eine beschreibende und zergliedernde Psychologie* (Dilthey 1990/1894) aus. Nach Dilthey beschäftigen sich die Geisteswissenschaften mit dem menschlich Erlebten und gehen dabei von einem in der inneren Erfahrung primär gegebenen seelischen Zusammenhang aus, der sich zu Erlebensstrukturen wandelt. Da das Erleben von unmittelbar gegebenen seelischen Zusammenhängen Dilthey zufolge geistige, aber auch geschichtliche und gesellschaftliche Tatsachen umfassend zugrunde legt, stelle die Psychologie die Grundlage der Geisteswissenschaften dar: »Und wie die Entwicklung der einzelnen Geisteswissenschaften an die Ausbildung der Psychologie gebunden ist, so kann auch die Verbindung derselben zu einem Ganzen ohne Verständnis des seelischen Zusammenhangs, in welchem sie verbunden sind, nicht herbeigeführt werden. Ohne die Beziehungen auf den psychischen Zusammenhang, in welchem ihre Verhältnisse gegründet sind, sind die Geisteswissenschaften ein Aggregat, ein Bündel, aber kein System« (Dilthey 1990, S. 148). Der verstehenden Psychologie und den Geisteswissenschaften gemeinsam ist der Rekurs auf das Lebendige, auf den psychischen Lebensprozess, der in allen Erscheinungsformen ursprünglich eine Einheit darstellt: »Das Seelenleben wächst nicht aus Teilen zusammen; es bildet sich nicht aus Elementen; es ist nicht ein Kompositum, nicht ein Ergebnis zusammenwirkender Empfindungsatome oder Gefühlsatome: es ist ursprünglich und immer eine übergreifende Einheit. Aus dieser Einheit haben sich seelische Funktionen differenziert, verbleiben aber dabei an ihren Zusammenhang gebunden« (Dilthey 1990, S. 211). Der Unterschied zwischen Geistes- und Naturwissenschaften liege darin, dass die Geisteswissenschaften nach dem Verständnis von Strukturzusammenhängen des Seelischen als primär gegebenes Ganzes ohne die Formulierung von Hypothesen streben, während die Naturwissenschaften die Zusammenhänge als das Ergebnis einer synthetischen Leistung von Elementen ansehen, deren Kausalzusammenhänge durch das Aufstellen von Hypothesen erforscht werden können. Dilthey bringt es auf eine bestechend einfache Formel: »Die Natur erklären wir, das Seelenleben verstehen wir« (Dilthey 1997, S. 144). Ausgehend von dieser Unterscheidung vollzieht Dilthey eine analoge Trennung innerhalb der Psychologie in eine *erklärende* bzw. *konstruktive* Psychologie, die synthetisch vorgehe, und in eine *beschreibende* bzw. *zergliedernde* Psychologie, die analytisch vorgehe und dem Menschen in seiner ganzen Wirklichkeit verstehend begegne. Dilthey etabliert dabei eine Rangordnung: Der erlebte »Strukturzusammenhang« als primär gegebenes Ganzes ist unmittelbar, ursprünglich und beständig; die beschreibende und zergliedernde Analyse ist ein nachrangiger Akt. Da eine verstehende (»beschreibend-zergliedernde«) Psychologie zu Hypothesen führe, hat sie für Dilthey Vorrang gegenüber einer erklärenden (»konstruktiv-synthetischen«) Psychologie, welche bereits von Hypothesen über das Seelenleben ausgehe: »Ich verstehe unter beschreibender Psychologie die Darstellung der in jedem entwickelten menschlichen Leben gleichförmig auftretenden Bestandteile und Zusammenhänge, wie sie in einem einzigen Zusammenhang verbunden sind, der nicht hinzugedacht oder erschlossen, sondern erlebt ist. Diese Psychologie ist also Beschreibung und Analysis eines Zusammenhangs, welcher ursprünglich und immer als das Leben selbst gegeben ist [...] Die erklärende oder naturwissenschaftliche Psychologie arbeitet mit dem Material, das die beschreibende liefert, an demselben erforscht sie die allgemeinen Gesetze, welche die Entwicklung und den Verlauf des psychischen Lebens beherrschen, und sie stellt die Abhängigkeitsverhältnisse dar, in denen das Seelenleben zu seinem Organismus und der Außenwelt steht« (Dilthey 1990, S. 152–155). Allerdings sieht Dilthey beide Positionen in der Praxis als komplementär an: »Denn an den Stellen, an welchen dem Psychologen die Erfahrung keinen Zusammenhang mehr darbietet, wo sie nicht mehr ihn zusammenzusetzen und abzusondern gestattet, wo sie nicht mehr aus der Mannigfaltigkeit der Fälle ihn als beherrschende Regel zu gewinnen ermöglicht: da müssen Beobachtung, Vergleichung, Experiment und Analyse vermittels der Hypothese auf ein bestimmtes Ziel gerichtet werden« (Dilthey 1990, S. 191). Diese Aussage ist eine Konzession des Verstehens an das Erklären, während es sich bei Jaspers umgekehrt verhält: Alle Seelenzusammenhänge können erklärt werden, das Verstehen derselben finde überall Grenzen. Das Erklären überlasse dabei dem Verstehen das Erhellen von »genetischen Sinnzusammenhängen«, das heißt, »wie Seelisches aus Seelischem hervorgeht« in der kanonischen Formulierung Jaspers' in *Allgemeine Psychopathologie* (1973), wenn er den genetischen Prozess des Verstehens seelischer Phänomene beschreibt.

Dilthey betrachtet den psychischen Zusammenhang des Seelenlebens als primär Gegebenes (»das Ganze des Seelenlebens«), demnach als *Struktur*. Diese Struktur bestehe aus drei miteinander verbundenen Gliedern: Intelligenz, Trieb- und Gefühlsleben sowie Willenshandlungen. In der Auseinandersetzung zwischen dem Ganzen der Struktur und deren Teilen (als *Funktionen*) rekurriert Dilthey auf eine vitalistische Argumentation metaphysischer Prägung: »Befriedigung der Triebe, Erreichen und Erhalten von Lust, von Lebenserfüllung und Steigerung des Daseins, Abwehr des Mindernden, Drückenden, Hemmenden: das ist es, was das Spiel unserer Wahrnehmungen und Gedanken mit unseren willkürlichen Handlungen zu einem Strukturzusammenhang verbindet. Ein Bündel von Trieben und Gefühlen, das ist das Zentrum unserer seelischen Struktur [...] So werden alle Tiefen unseres Wesens bewegt. Und eben von hier aus gehen dann im Übergang des Schmerzes in Sehnsucht, dieser dann in Verlangen, oder in einer anderen Reihe von Gemütszuständen, die willkürlichen Handlungen hervor. Und das ist nun für das ganze Studium dieses seelischen Strukturzusammenhangs das Entscheidende: die *Übergänge eines Zustandes in den anderen, das Erwirken, das vom einen zum anderen führt, fallen in die innere Erfahrung.* Der *Strukturzusammenhang* wird *erlebt*« (Dilthey 1990, S. 205–206, Hervorheb. i. O.).

3.1.5. Max Weber: Das zweckrational verständliche Erklären

Weber eröffnete für die Psychiatrie die Möglichkeit, Erklären und Verstehen als intrinsisch verknüpft zu betrachten. Er zeigte ferner auf, wie eine vordergründige Irrationalität als provisorisch anzusehen sei, solange nicht alle Rahmeninformationen einbezogen wurden. Darüber hinaus hat Weber Sinnzusammenhänge nicht als offen interpretierbar, sondern als Idealtypen aufgefasst. Simmel schreibt er zu, die umfassendste Theorie des Verstehens entwickelt zu haben und hebt dessen Unterscheidung zwischen dem Verstehen des Sinnes einer Äußerung (das Gesagte) und der subjektiven Deutung der Motive des Sprechenden bzw. Handelnden hervor. Weber versucht beides zu verbinden, indem er davon ausgeht, dass sich der Sinn eines Verhaltens aus den Motivationen des Individuums heraus ergebe, wodurch ein Verhalten erst verstanden werden könne. Dabei weist er auf die Grenze des Verstehens bei manchen psychiatrischen Krankheitsbildern hin.

Weber bezieht sich auf das ästhetische Universalverstehen Lipps' sowohl als Einfühlen im Sinne einer inneren Nachahmung eines Vorganges bei einem anderen Menschen wie auch als »anthropomorphes Einfühlen in die Kräfte der Natur« mit dem Ergebnis des »Erlebens von Dinghaftigkeit statt von mathematischen Relationen«, wie er in *Psychologie des Schönen und der Kunst* zum Ausdruck bringt (Lipps 1906). Weber bezieht sich auch auf Münsterbergs *Grundzüge der Psychologie* (Münsterberg 1918), der »das Ich des wirklichen Lebens« als unmittelbar erlebend und daher als etwas Primäres auffasst; demnach sei das Ich nur mittelbar objektivierbar, was bedeutet, zunächst beschreibbar und erst dann kausal erklärbar: »Denn jenes Ich ist nie nur anschauend, sonders stets und in jedem Augenblick stellungnehmend, bewertend, beurteilend, und die Welt kommt daher für dieses Ich – für jeden von uns, solange er ‚wirkt' – gar nicht als beschreibbar, sondern nur als bewertbar in Betracht« (Weber 1988, S. 72). Dieses Primäre versteht die psychiatrische Anthropologie als »das Selbstverständliche« (z. B. Blankenburg, 1971) oder »das Präreflexive« (z. B. Fuchs, 2020). Allerdings divergiert die semantische Besetzung der Begriffe erheblich. Weber rezipiert das einfühlende, unmittelbare Moment des Verstehens, versucht aber darüber hinaus eine wissenschaftstheoretische Analyse vorzulegen, die nicht kategorisch, sondern kontextuell zwischen Verstehen und Erklären unterscheidet.

In *Knies und das Irrationalitätsproblem* setzt sich Weber mit der wissenschaftstheoretischen Herausforderung der Irrationalität des individuellen Handelns und dessen Deutbarkeit auseinander. Weber sieht die Aufgabe des Verstehens nicht schlicht im »Nacherleben« und »Hineinversetzen«, sondern eher in der Ermittlung der Motive, die das individuelle Handeln deutbar machen. Demnach wird Verhalten durch die begründenden Motive »erklärt«. Diese teleologische Rationalität setzt einen kausalen Zusammenhang voraus, nicht aber als »Notwendigkeitsurteil«, sondern als »adäquate Verursachung«. Das Neue in diesem Ansatz ist die Anwendung der Kausalitätskategorie auf das subjektive Erkennen. Hierfür führt Weber die Kategorie der »Zweckrationalität« ein. Sie ermöglicht es, Verhalten zu verstehen, indem man durch Hineinversetzen die *Motive als zweckorientiert* kausal in ihrer intrinsisch begründenden Verbindung begreift. Weber meint aber nicht das unmittelbare Erleben, aus dem ein Werten hervorgeht, sondern das rational-rekonstruktive Moment. Welchen Platz nimmt hier die Irrationalität ein? Weber meint mit »Irrationalität« die nicht rational schließbare Lücke, die trotz eines zweckrationalen interpretativen Bemühens bleiben könnte: »Und selbst wenn die ‚rationale' Deutbarkeit aus Absichten und Einsichten mangelt, also z. B. ‚irrationale' Affekte hineinspielen, bleibt das Verhältnis wenigstens möglicherweise noch ein ähnliches, da wir auch sie, bei Kenntnis des ‚Charakters', als in ihrer Wirkung ‚verständliche' Faktoren, in die Zurechnung einzustellen vermögen« (Weber 1988, S. 69). Erst wenn man auf eine die Deutung ausschließende Sinn- und Maßlosigkeit des Verhaltens stößt, kann vom Vorliegen eines pathologisch relevanten

Geschehens ausgegangen werden und dann »gelangen wir zu dem gleichen Maß von Irrationalität wie bei Naturvorgängen« (Weber 1988, S. 70).

Die Zusammenhänge zwischen »Zweckrationalität« und »Verstehen« werden von Weber in seinem Aufsatz *Über einige Kategorien der verstehenden Soziologie* ausgearbeitet und im selben Jahr veröffentlicht wie Jaspers' *Allgemeine Psychopathologie* (1913). Weber geht nicht wie seine Vorgänger vom subjektiven Erleben aus, sondern vom »Handeln« als einem durch subjektiven Sinn spezifizierten »Sichverhalten zu Objekten«. Die Evidenz des Verständnisses wird gewährleistet durch *Zweckrationalität*: »Ein durch Deutung gewonnenes ‚Verständnis' menschlichen Verhaltens enthält zunächst eine spezifische, sehr verschieden große, qualitative ‚Evidenz' […] Das Höchstmaß an Evidenz besitzt nun die zweckrationale Deutung. Zweckrationales Sichverhalten soll ein solches heißen, welches ausschließlich orientiert ist an (subjektiv) als adäquat vorgestellten Mitteln für (subjektiv) eindeutig erfasste Zwecke« (Weber 1988, S. 428). Im Gegensatz zu früheren Arbeiten, wird in dieser Schrift in Bezug auf das »verständliche Erklären« zwischen verschiedenen Idealtypen unterschieden, sodass der zweckrationale Typus als einer unter mehreren definiert wird und »Verstehen« nicht mehr ausschließlich an Zweckrationalität gebunden wird, denn es gebe verschiedene legitime Graduierungen (Weber 1988, S. 435). In seinem Aufsatz *Soziologische Grundbegriffe* nuanciert Weber die Bestimmungsgründe sozialen Handelns in Abgrenzung von rein psychologischen Idealtypen des Verstehens individueller Handlungen: Neben dem zweckrationalen Handeln (Abwägung von Zwecken, Mitteln und direkten wie indirekten Folgen in ihrer Wechselwirkung) unterscheidet Weber ebenfalls das »wertrationale«, das »affektuelle« und das »traditionale« Handeln, welche nicht ausschöpfend sind, sondern sich kombinieren und ergänzen lassen. Offen bleibt die wissenschaftstheoretische Standortbestimmung der *Zweckirrationalität* und der möglichen *Undeutbarkeit von Motiven*, denn dadurch könnte eine erweiterte Auffassung von Verstehen jenseits von sinnhaften Kausalzusammenhängen begründet werden. Frommer und Frommer heben hervor, dass Weber der Psychiatrie über das zweckrationale Handeln hinaus die Möglichkeit eröffnet, affektbeladene und nicht bewusste Handlungsmotive scheinbar irrationalen Verhaltens im Sinne eines psychologischen Verstehens von Motivzusammenhängen zu rekonstruieren, was sowohl für neurotische Störungen wie für endogene Psychosen gelte (Frommer & Frommer 1990).

3.1.6. Friedrich Nietzsche: Das Leben zwischen Sein und Werden

Die Bedeutung von Nietzsches Anschauungen für die Tragweite des Verstehensbegriffes in der Psychiatrie liegt darin, dass »Verstehen« stets vor dem Hintergrund eines Werdens, einer persönlichen Lebens*geschichte* erfolgt, um die Intentionen, Dispositionen und Adäquatheit von konkreten (Handlungs-)Motiven zu erhellen. In seiner frühen Schrift *Vom Nutzen und Nachteil der Historie für das Leben* (1874), der zweiten Abhandlung seiner *Unzeitgemäßen Betrachtungen*, entwickelt Nietzsche Kernbegriffe seines späteren Werkes, besonders das Leben in einer das Leben selbst einschließenden Perspektive, die er »Horizont« nennt; er möchte aber die Objektivierung in einer »Historie« vermeiden, da sich diese für die Vitalität des Lebens als »vernichtend« auswirken würde. »Verstehen«, zumal *historisches Verstehen*, ist Nietzsche zufolge ein *Interpretieren* zugunsten des aktuellen Lebens, das wiederum nicht verstanden werden muss, sondern in seiner Gewordenheit als ursprünglich und unmittelbar gewürdigt werden soll. Das Leben ist für Nietzsche die »höhere, herrschende Gewalt [...] jene dunkle, treibende, unersättlich sich selbst begehrende Macht« (Nietzsche 2009, S. 108 und S. 33). Diese Lebenskraft wirke sich – als dem Menschen inhärent – spontan im Hier und Jetzt aus, sodass die Gegenwart höher bewertet wird als die historische Vergangenheit. Die aktuellen Bedingungen haben Vorrang vor einem abstrakteren Werden. Dieses Hier und Jetzt wird von Nietzsche als »Unhistorisches« bezeichnet, »einer umhüllenden Atmosphäre ähnlich, in der sich Leben allein erzeugt, um mit der Vernichtung dieser Atmosphäre wieder zu verschwinden« (Nietzsche 2009, S. 13).

Nietzsche führt schon am Anfang seines Werkes vier dialektische Begriffspaare ein, die sein Menschenbild fortan zum Ausdruck bringen: Die Gegensätze zwischen Erinnern und Vergessen, Historischem und Unhistorischem, lebendigem Dasein und historischem Werden sowie zwischen Horizontbegrenzung und Horizontverschiebung. Er löst diese Dialektik mit dem Argument auf, dass Historie – in welcher Form sie auch aufgefasst wird – dem Leben dienen soll, der Reifung, der starken Persönlichkeit und der Selbstgestaltung (die sogenannte

»plastische Kraft«), und bezieht dies nicht nur auf Individuen, sondern auch auf Völker und Kulturen.

Die Hypostasierung des Lebens als ursprüngliche Kraft, die bewahrt werden müsse, drücke sich in der Entgegensetzung von »memento mori« und »memento vivere« sowie in der Opposition zwischen »Erinnern« und »Vergessen« aus: »Mit dem Worte ‚das Unhistorische' bezeichne ich die Kunst und Kraft, vergessen zu können und sich in einen begrenzten Horizonte einzuschließen« (Nietzsche 2009, S. 107). Für Nietzsche ist es ganz und gar unmöglich, ohne Vergessen überhaupt leben zu können. »Vergessen« heißt seiner Auffassung nach »unhistorisch zu empfinden« (Nietzsche 2009, S. 10–11). In einer kurzen Passage wird diese Idee dahingehend zu Ende gedacht, dass im Dienste des »schönen Lebens«, weil unhistorisch, sogar das Dasein als historisches Werden missachtet werden sollte (Nietzsche 2009, S. 22).

Bei all seiner Kritik an der Historie als Wissenschaft, die als Auseinandersetzung mit der zeitgenössischen objektivierenden Historik zu verstehen ist, sucht Nietzsche eine dem Menschen dienliche Synthese: »Das Unhistorische und das Historische ist gleichermaßen für die Gesundheit eines Einzelnen, eines Volkes und einer Kultur nötig […] also erst durch die Kraft, das Vergangene zum Leben zu gebrauchen und aus dem Geschehenen wieder Geschichte zu machen, wird der Mensch zum Menschen: aber in einem Übermaße von Historie hört der Mensch wieder auf, und ohne jene Hülle des Unhistorischen würde er nie angefangen haben und anzufangen wagen« (Nietzsche 2009, S. 12–14). Die Berechtigung der Historie liegt für Nietzsche darin, dass sie dem Leben dienlich sei und im Dienste einer unhistorischen Macht stehen könne. Ferner verleiht die historische Perspektive ein begründetes Gefühl der Zugehörigkeit durch Gewahrwerden des eigenen Gewordenseins in einer Gesellschaft und Kultur: »Daß das Leben aber den Dienst der Historie brauche, muss eben so deutlich begriffen werden als […] daß ein Übermaß der Historie dem Lebendigen schade. In dreierlei Hinsicht gehört die Historie dem Lebendigen: sie gehört ihm als dem Tätigen und Strebenden, ihm als dem Bewahrenden und Verehrenden, ihm als dem Leidenden und der Befreiung Bedürftigen. Dieser Dreiheit von Beziehungen entspricht eine Dreiheit von Arten der Historie: sofern es erlaubt ist, eine monumentalistische, eine antiquarische und eine kritische Art der Historie zu unterscheiden« (Nietzsche 2009, S. 19–20).

Die Kritik am Werden zugunsten des Seins wurzelt in der Abkehr von der hegelschen Metaphysik des apersonalen und abstrakten Geistes. Nietzsche versteht das Leben als *Präsenz in vollen Zügen im Hier und Jetzt*, mit allen seinen Widersprüchen und lehnt daher eine historische, sprich lebensgeschichtliche Perspektive des Werdens ab. Der von Leibniz in der *Monadologie* entwickelte Gedanke, dass nur in der Begrenzung durch den eigenen Horizont das Individuum eine Existenz habe, die deshalb einmalig sei, weil sie auf einer persönlichen Perspektive beruhe, wurde von Nietzsche für die Moderne mit dem Begriff des »Perspektivischen« weiterentwickelt: »Leben, vor allem historisches Leben, ist Horizontbildung, und diese wiederum ist eine Selbstbildung des Lebewesens; das Lebewesen *ist* die Enge oder Weite des Horizontes, den es um sich zieht. Allein mit diesem Horizont und in ihm hat es sein eigenes Leben […] Der Horizont ist der perspektivisch zentrierte Lebensraum eines Lebewesens. In diesem hält und bewegt es sich, in diesem ist ihm alles zu eigen« (Figal 2009, S. 143, Hervorheb. i. O.). Das Perspektivische ist in der Philosophie Nietzsches etwas Letztes und daher als unhintergehbare Verfassung des Daseins zu verstehen. Verstehen könne deshalb nur aus einer persönlich-dynamischen, das eigene Leben bejahenden Perspektive erfolgen. Diese These wird in *Die Fröhliche Wissenschaft* ausgearbeitet (Nietzsche 1887/2000).

Nietzsche warnt davor, das Unverständliche durch konstruiertes Verständnis zu ersetzen, da es den eigenen vitalen Horizont bzw. die persönliche Perspektive verschieben würde: »[…] aber wozu du Einzelner da bist, das frage dich, und wenn es dir keiner sagen kann, so versuche es nur einmal, den Sinn deines Daseins gleichsam a posteriori zu rechtfertigen, dadurch dass du dir selber einen Zweck, ein Ziel, ein ‚Dazu' vorsetzt, ein hohes und edles ‚Dazu'.« (Nietzsche 2009, S. 94) Die auf die Psychiatrie übertragbare humanistische Intention lässt sich aus der Behauptung Nietzsches ablesen, dass jeder Mensch das Leben durch das Verweilen im Unhistorischen unmittelbar spüren dürfe, er müsse aber auch »das Chaos in sich organisieren, dadurch dass er sich auf seine echten Bedürfnisse zurückbesinnt« (Nietzsche 2009, S. 112), die aber ihrerseits lebensgeschichtlich aufzuspüren seien.

3.1.7. Heinrich Rickert: Psychologismuskritik

Heinrich Rickert (1863-1936) übte transzendentallogische Kritik am Psychologismus des Verstehens und an der Zweigliedrigkeit des psychologischen Verstehens, das heißt, dass dem »Hineinversetzen« ein »Nacherleben« bzw. »Miterleben« durch »Transposition« folge (1896/2007). Rickert vertrat die antipsychologistische Auffassung, dass das Verstehen einen Sinn erfasse, indem »Wirkliches«, also Individuelles abgeglichen werde mit überindividuellen, »unwirklichen« Kategorien, die sich nicht auf das konkrete Erleben eines Individuums beziehen. In seinem Werk *Die Grenzen der naturwissenschaftlichen Begriffsbildung* (Abschnitt IX, *Die irrealen Sinngebilde und das geschichtliche Verstehen,* 2007, S. 533–590) ersetzt Rickert die Zweigliedrigkeit des psychologischen Verstehens (Hineinversetzen gefolgt von Nacherleben) durch eine logisch aufeinander aufbauende Dreigliedrigkeit: Der Sinn einer Handlung oder Äußerung ergebe sich zunächst nicht aus einem Hineinversetzen in das Erleben der anderen Person, sondern semantisch aus den philologischen Bedeutungszuschreibungen und den jeweiligen sprachlich-kommunikativen Regeln. Im zweiten Schritt bedeute *Verstehen* das »Erfassen eines irrealen Sinngebildes« sowohl in kulturellen Ausdrucksformen wie auch im individuellen Verhalten, wobei »Sinn« die Zuschreibung zu einer »irrealen« Kategorie – weil abstrakt und losgelöst von der Empirie, nämlich von individuellen Gegebenheiten – meint. Im dritten Schritt gehe es um die Rekonstruktion von individuellem Sinn, wofür das individuelle »reale Sein« durch »Nacherleben« erfasst werden müsse, um anschließend diesem realen Sein durch Abgleich und Zuordnung zu einer »irrealen Sinngestalt« einen »Sinn« zu verleihen. Das »irreale Sinngebilde« stellt Rickert also dem individuellen »realen Sein« dialektisch gegenüber. Die grundlegende These, dass das »reale Sein« und der »irreale Sinn« in der Theorie zu scheiden seien, anerkennend, dass sie im »sinnvollen Leben« ineinandergreifen (Rickert 2007, S. 536), wird von Rickert in einer dialektisch aufgebauten Argumentation ausgearbeitet, in welcher er analog zur Differenzierung zwischen »irrealem Sinn« und »sinnvoller Realität« dialektisch mit den Begriffen »Nacherleben« und »Verstehen« argumentiert: »Wir kommen mit anderen Worten *beim fremden sinnvollen Seelenleben unmittelbar zwar eventuell an die Individualität seines irrealen Sinnes, aber niemals an die Individualität seines realen Seins heran* [...] wollen wir terminologisch so scheiden, daß wir vorläufig nur das

Erfassen des irrealen *Sinnes* am fremden Seelenleben sein ‚Verstehen', das Erfassen des *realen* fremden seelischen Seins dagegen sein ‚Nacherleben' nennen […] Es muß sich beim historischen Verstehen dann um ein verstehendes Nacherleben fremden sinnvollen Seelenlebens handeln, welches, wie wir jetzt sagen können, sowohl in der Individualität seines realen Seins ‚nacherlebt', wie in der Individualität seines irrealen Sinnes ‚verstanden' wird […] Wie gehen beide trotzdem im nacherlebenden Verstehen *zusammen*, und wie ist diese viel erörterte Tätigkeit des Historikers ‚möglich'? Das ist die eigentlich ‚kritische' Frage einer Logik der sogenannten Geisteswissenschaften« (Rickert 2007, S. 565–566, Hervorheb. i. O.). Rickerts dialektische Lösung hält psychologisches Verstehen für nicht möglich, denn es handele sich beim »Verstehen« nicht um ein »Nacherleben«, sondern um eine Operation der Zuordnung zu einer »irrealen« (weil überindividuell konstruierten) Sinnkategorie: »Mit Rücksicht auf das reale Seelenleben, das einst war [in historischer Perspektive, Anm. d. Verf.], bedeutet das stets ein *individualisierendes Nacherleben des Realen auf Grund eines individualisierenden Verstehens irrealer Sinngebilde*« (Rickert 2007, S. 590, Hervorheb. i. O.). Bei dieser Opposition zwischen »irrealem Sinn« und »realem Sein« ist anzumerken, dass eine ontologische Bestimmung des Seins des Realen und des Seins der übergeordneten sinnstiftenden Kategorien sowie ein Kriterium für die Bestimmung der Differenz zwischen dem Idealtypus (der irreale Sinn) und dem Individuellen (die *Besonderung*) durchaus fehlen.

3.2. Das neopositivistische Programm der einheitswissenschaftlichen Erklärung

Das hypothetisch-deduktive Paradigma der Naturwissenschaften seit Galileo Galilei basiert auf der Annahme von Kausalitäten und mathematischen Beziehungen innerhalb der Naturphänomene, auf Beobachtung, Experimentierung, Hypothesenbildung und Ableitung von zu erwartenden physikalischen Konsequenzen aus den Hypothesen, Gesetzen und Theorien. Der Positivismus heutiger Prägung entstand zu einer Zeit, in welcher der naturwissenschaftliche Wissenszuwachs beeindruckende technische Fortschritte ermöglichte. Er übernimmt das empiristische Programm der auf mathematischen Relationen basierenden Wissenschaften seit Galilei, Kepler und Newton und erhebt den wissenschaftlichen Realismus der empirischen Verifikation zum Maßstab einer jeden Wissenschaft, die als solche verstanden werden will. Dieser radikale Empirismus entsteht als Reaktion auf die metaphysische Spekulation des absoluten Idealismus und als Versuch einer philosophischen Begründung der Naturwissenschaften. Wissenschaftlich ist auf der Basis empirisch begründeter und mathematisch formulierter Gesetze nach dem positivistischen Programm nur das Erklärbare. »Verstehen« von nicht empirisch überprüfbaren Zusammenhängen wird oftmals innerhalb dieses Paradigmas als metaphysische Spekulation abgetan und dem Bereich der »Metaphysik« zugeordnet. Wollten die Geisteswissenschaften von den Naturwissenschaften als wissenschaftlich anerkannt werden, müssten sie dem empiristischen Modell folgen. Dieses empiristische Programm wurde zunehmend mit der formalen Logik verknüpft und mündete in den Neopositivismus des 20. Jahrhunderts, der stark von der Sprachphilosophie sowie von den formalen Wissenschaften geprägt war. Diese radikale Anti-Metaphysik, die weiterhin vertreten wird, übersieht, dass empirisches Erfassen von Grund auf einer Wahrnehmungs-, Interessen- und Vorverständnisselektion unterliegt. Empirische Wissenschaften basieren ferner auf einem theoretischen Hintergrund und auf metaphysischen Annahmen, die »Theorieladung« der Beobachtung (Hanson 1958) genannt wurden. Das Verstehensmoment der Einfühlung wird vom Neopositivismus als »psychologisch-heuristisch relevante Operation im Vorfeld der Wissenschaft betrachtet, deren Sinn nur darin liegen könne, geeignete Hypothesen für eine kausalgesetzliche Erklärung, d. h. für eine Erklärung aus *Motiven* als Ursachen und *Maximen* als Gesetzen, zu finden« (Apel 1979, S. 47, Hervorheb. i. O.). Analog zur Logik des hypothetisch-deduktiven Modells der Naturwissenschaften wurde von Hempel und Oppenheim das Subsumtionsmodell oder »Covering-Law-Modell« als Ideal der wissenschaftlichen Erklärung formuliert (Hempel 1966). Demnach wäre der materielle Reduktionsanspruch von »Verstehen« auf Verifikation bzw. Falsifikation – im Sinne des Physikalismus – als verfehlt zu betrachten. Dieses deduktiv-nomologische Modell (Covering Law) ist sowohl eine Urteilsbegründung als auch ein logisches Instrument der Antizipation (Prognosestellung) auf Grundlage der leibnizschen *causa sufficiens* und der humeschen regelmäßigen Verbindung von Ursache und Wirkung als symmetrisch. Nach Hempel handelt es sich bei der Erklärung, wie bei der Prognosestellung – im Sinne dieser logischen Symmetrie – um eine formale Ableitung eines *Explanandums* (des zu Erklärenden) vom

Explanans (des Erklärenden als Zusammensetzung von Gesetzmäßigkeiten und Antezedensbedingungen) (Hempel 1966). Rationales Verstehen ist aber nicht ein Erklären in formalem und letztlich materiellem onto-semantischen Sinne, sondern – Weber folgend – ein Erklären von Motiven und Intentionen, das heißt eines synthetisch-kontextuellen Sinngefüges der Handlung (Sinnkonstitution von Kausalität), das sodann als ein in sich geschlossenes System kausal-analytisch erklärt werden kann. Demnach wären die intentionalen Handlungen verstehbar, die Handlung und ihre Konsequenzen als geschlossenes quasi-mechanistisches System erklärbar. »Verstehen« erhebt somit keinen Anspruch auf Voraussagen, sondern auf Ex-post-Sinnrekonstruktionen von verwobenen Kontingenzbedingungen. Der Sinn der Kausalerklärung kann als eine synthetische Erkenntnisleistung aufgefasst werden: »Ob es nun um Empirie oder formalisierte Kalküle geht: wir müssen uns immer zuerst und zuletzt über den *Sinn* – sei es der Daten, sei es der Operationen, sei es der Anwendung der Operationen auf die Daten – *verständigen*. Deshalb kann die Hermeneutik einerseits *transzendentalen* Status haben – als Bestandteil einer *transzendentalen Pragmatik* im Rahmen einer *transzendentalen Semiotik* – und andererseits als Methodologie empirisch verstehender Wissenschaften fungieren [...] Der spezifische *Gültigkeits*-Anspruch des hermeneutischen (d. h. im Sinne der Hermeneutik qua Kunstlehre praktizierten) Verstehens als einer *synthetischen* Erkenntnisleistung, die auf eine besondere Klasse von Daten (solche, die *Sinn* bzw. *Sinn-Intentionen* zum *Ausdruck* bringen) bezogen ist [...]« (Apel 1979, S. 68 und S. 79, Hervorheb. i.O.).

Diese Ausführung Apels beinhaltet vier Kernaussagen, die für die weitere Argumentation von Bedeutung sind: erstens, Vorrang des Sinnes von Daten und Operationen gegenüber der rein quantitativen Faktizität; zweitens, dem Verstehen geht eine Verständigung der am (wissenschaftlichen) Diskurs Beteiligten voraus; drittens, da es um den Sinn von Informationen geht, ist die Anwendung der hermeneutischen Methode dann geboten, wenn Bedeutungen freigelegt werden sollten; viertens, das angewandte hermeneutische Verstehen ist als ein synthetischer Akt des Verstandes aufzufassen, der transzendentale (symbolische) Kategorien in pragmatischer Weise mit empirischen Daten zur Deckung bringt. Diese vier Prämissen sind für eine weitere Argumentation über das *semiotische Verstehen* von besonderem Wert.

3.3. Verstehen und Erklären in der sprachanalytischen Handlungstheorie

Nachdem deutliche Grenzen und Unzulänglichkeiten des Neopositivismus – als von Sprachphilosophie und Logik geprägt – erkennbar wurden, übernahmen postwittgensteinsche Philosophen der *sprachanalytischen Handlungstheorie* den Verstehen-Erklären-Diskurs. Die Dichotomie von Verstehen und Erklären wurde nicht mehr als wissenschaftstheoretisches Pseudoproblem abgetan, auch nicht als lediglich heuristisch relevant behandelt, sondern als eine Dialektik aufgefasst, die zwei unterschiedliche Sachverhalte abbildet: kausale und teleologische Erklärungen. Kausale Erklärungen basieren auf dem angenommenen Zusammenhang von Ursache und Wirkung, teleologische Erklärungen auf dem Zusammenhang zwischen Intentionalität und Handlung. Zur sprachanalytischen Handlungstheorie haben eine Reihe von Autoren wichtige Beiträge geleistet, so die angelsächsische Gruppe um Peter Winch, Elizabeth Anscombe, William Dray und Charles Taylor; die deutsche Gruppe um Karl-Otto Apel, Manfred Riedel und Georg Meggle; die finnische Schule um Georg Henrik von Wright, Raimo Tuomela, Ilkka Niiniluoto und Jukka Manninen.

Das Werk von G. H. von Wright, *Verstehen und Erklären* (von Wright 2000) soll historisch in Bezug auf zwei andere zeitgenössische wissenschaftstheoretische Begriffe interpretiert werden: der Theorie der Erklärung als *covering-law model* (zu Deutsch: Subsumtionstheorie der Erklärung) von Hempel und der Wiederbelebung des Begriffes *Intention* durch Elisabeth Anscombe. »Intention« meint das Ausgerichtetsein von Handlungen auf Ziele, die durch Motive und Absichten begründet werden, unabhängig vom tatsächlichen Ausgang von Handlungen oder ihrer Unterlassung. Während die Subsumtionstheorie sowohl eine deduktiv-nomologische als auch eine deduktiv-probabilistische Form aufweist, entspricht »Intention« dem aristotelisch inspirierten *praktischen Syllogismus* (Anscombe 2010/1956). Es handelt sich um die Rehabilitation eines bereits existierenden Begriffes, den Franz Brentano ein Jahrhundert zuvor als *Intentionalität* in der Tradition der aristotelischen *causa finalis* und der scholastischen *intensio* in die Psychologie eingeführt hatte (Brentano 1974/1874).

Von Wright analysiert »Kausalität« nicht als in der Natur notwendig gegebene Verknüpfung, sondern als eine auf die Natur übertragene logische Verbindung zwischen *Handlung* (bzw. Handlungsabsicht) und *Folgen* von Handlungen: »In der Idee des In-Bewegung-Setzens von Systemen treffen sich die Begriffe ‚Handlung' und ‚verursachen' [...] Das, was wir tun, ist die Ursache dieser Wirkungen. Die Ursache werde ich auch das *Ergebnis* und die Wirkungen die *Folgen* unserer Handlungen nennen. Zwischen der Ursache und den Wirkungen existiert eine Bedingungs-Relation einer bestimmten Art« (von Wright 2000, S. 67–69). Somit steht die menschliche Handlung als Modell für das Verständnis von Kausalität, wenngleich in der Handlungstheorie noch zwischen *Ergebnis* und *Folge* einer Handlung unterschieden wird. Von Wright sieht im wissenschaftlichen Experiment die genialste menschliche Erfindung, um den aktiven Aspekt der Handlung (System in Bewegung setzen durch Herstellung von Anfangszuständen) mit dem passiven (Beobachten und Auswerten von dem, was im System geschieht) in eine logische Verbindung zu bringen (von Wright 2000, S. 82). Analog dazu besteht in Handlungen ein innerer Aspekt (die Intentionalität bzw. der Wille) und ein äußerer Aspekt (unmittelbare und entfernte Hervorbringungen bzw. Folgen) (von Wright 2000, S. 85). Die Position von v. Wright zusammenfassend kann gesagt werden, dass aktives wie auch unterlassendes Verhalten als teleologisch erklärbar angesehen werden können, wenngleich von Wright neben *Intention* und *Willensakt* andere Momente für Handlungen anführt, wie Entscheidungen, Wünsche, Motive bzw. Gründe oder Bedürfnisse.

Die Gefahr eines rein formalen Modells des Verstehens zur Begründung von Handlungen besteht darin, die formal-philosophische mit der psychologischen Perspektive zu verwechseln, so wie Peter Winch auf die Gefahr hinweist, »Einfühlen« im Akt des Verstehens als Gefühl statt als anthropologisch begründete Fähigkeit zur Partizipation an der Welt des Anderen aufzufassen (Winch 1966).

3.4. Die hermeneutische Perspektive und die transzendental-pragmatische Sicht

Die Hermeneutik als Auslegungskunst von Texten besteht seit der Antike und wurde von der Patristik zur Interpretation der Heiligen Schrift systematisch eingesetzt. Schleiermacher, als Vertreter einer weit aufgefassten Hermeneutik über die Theologie hinaus, hebt im 19. Jahrhundert den rekonstruktiven Charakter des Verstehens eines Werkes oder eines Textes aus der (psychologischen) Perspektive des

Autors hervor, nämlich eine Interpretation von innen, die ein reines Hineinprojizieren oder alternativ ein einfaches grammatisches Auslegen vermeiden soll. Problematisch ist dabei sein Universalitätsanspruch, denn diese Haltung lässt nichts als unverstanden gelten: Dort, wo sich Unverständnis auftut, setzt nach seiner Logik die verstehende Interpretation ein. Dennoch strebt Schleiermacher nach einer Objektivierung des Gedachten über die Sprache als interpersonell festgelegte kommunikative Konvention hinaus: »Schleiermachers Begrenzung der hermeneutischen Zirkularität auf die Totalität eines individuellen Lebens ist kennzeichnend für sein Bestreben, das Sprachliche als Emanation eines inneren Denkens, d. h. als Mitteilungsversuch einer Seele zu verstehen« (Grondin 2001, S. 111). Somit ist »Verstehen« ein kreativer Überstieg, dessen Grenzen Anstoß sind für die Reflexionen der späteren philosophischen Hermeneutik und die Auseinandersetzung der Psychiatrie mit dem Irrationalen als vermeintlichem Ausdruck von krankhafter Störung der Geistestätigkeit. Schleiermacher vertritt im Laufe seines philosophischen Schaffens zwei entgegengesetzte Positionen: In Übereinstimmung mit Goethes *Wahlverwandtschaften* als antihermeneutischer Schrift polemisierte der frühe Schleiermacher in seinen Reden *Über die Religion* gegen die »Wut des Verstehens«, die »den Sinn gar nicht aufkommen lässt« (Hörisch 1988, S. 51). Wenige Jahre später vertritt er in *Ethik* die gegensätzliche Position und favorisiert die Universalität des Verstehens selbst dort, wo eine Grenze des Verstehens oder ein Missverständnis aufkommt. Dieser folgenreiche Wandel wird von Hörisch kritisiert: »[…] dass der junge, der frühromantische Schleiermacher der geharnischte Kritiker dessen ist, was er selbst ‚die Wut des Verstehens' nannte. Des Verstehens, dessen Apologie er dann immer wieder vortrug und schrieb; des Verstehens, das Philologie, die Liebe zum Buchstaben, in Philosophie, die Liebe zum Geist, überführte; des Verstehens, das Methoden hinter sich lässt, um sich einer Wahrheit zu übereignen. Der Vater der neueren, der philosophischen Hermeneutik: Schleiermacher ist ein übergelaufener Rebell, der seine beste Einsicht verriet« (Hörisch 1988, S. 44). Die deutsche Romantik mit ihrem Anspruch, Totalitäten zu erfassen und die selbsterhebende Macht des menschlichen Geistes zu ästhetisieren, nimmt Einfluss auf Schleiermacher und später auf den neuhegelianisch geprägten Ansatz der Historik. Dieser Anspruch, Totalitäten im menschlichen Leben rational fassbar zu machen, wurde hingegen von Nietzsche scharf kritisiert. Diese Kritik wurde wiederum von der postmodernen Philosophie übernommen, die den Universalanspruch der Rationalität zugunsten eines räumlich und zeitlich begrenzten Verstehens im Sinne einer »schwachen Rationalität« (Vattimo) relativiert. Die Auffassung, dass Verstehen eine Grundausstattung der geschichtlichen Existenz des Menschen sei und nicht eine spezifische Methode der Geisteswissenschaften, um sich von den Naturwissenschaften abzuheben, sollte von Dilthey in seinem Spätwerk vertreten werden (Dilthey 1910). Zwei Jahrzehnte später begründete Heidegger in *Sein und Zeit* das Verstehen als fundamentale Sorgestruktur des Daseins in seiner Hermeneutik der Faktizität (Heidegger 2006, §§ 31–33).

»Verstehen« ist seit Heidegger kein epistemologisches Konzept mehr, sondern die Seinsart des Daseins (»existenziale Vor-Struktur des Daseins«) in dessen Geworfenheit als In-der-Welt-Sein, das Dasein – sich entwerfend – Sorge für sich trägt durch die Eröffnung von Möglichkeiten des Seinkönnens: »Dasein ist Seiendes, dem es als In-der-Welt-sein um es selber geht [...] Verstehen ist das existenziale Sein des eigenen Seinkönnens des Daseins selbst, so zwar, dass dieses Sein an ihm selbst das Woran des mit ihm selbst Seins erschließt [...] Der Entwurfcharakter des Verstehens konstituiert das In-der-Welt-sein hinsichtlich der Erschlossenheit seines Da als Da eines Seinkönnens. Der Entwurf ist die existenziale Seinsverfassung des Spielraums des faktischen Seinkönnens. Und als geworfenes ist das Dasein in die Seinsart des Entwerfens geworfen [...] Der Entwurf des eigenen Seinkönnens ist dem Faktum der Geworfenheit in das Da überantwortet« (Heidegger 2006, S. 143–148). »Verstehen« wie auch »Gestimmtheit« sind nach Heidegger »Existenzialien«, das heißt Vorstrukturen des Daseins, welche die ursprüngliche Erschlossenheit des In-der-Welt-seins charakterisieren und somit ontologische Bedingungen der Möglichkeit, der Welt zu begegnen, und des grundlegenden Auslegen-Könnens dieser Welt: »Das Verstehen betrifft als die Erschlossenheit des Da immer das Ganze des In-der-Welt-seins. In jedem Verstehen von Welt ist Existenz mitverstanden und umgekehrt. Alle Auslegung bewegt sich ferner in der gekennzeichneten Vor-Struktur. Alle Auslegung, die Verständnis beistellen soll, muß schon das Auszulegende verstanden haben« (Heidegger 2006, S. 152). Sollte etwas innerweltlich Seiendes mit dem Sein des Daseins verstanden worden sein, dann hat man dessen Sinn erfasst. Verstanden hat man aber – Heidegger zufolge – nicht den Sinn, sondern genauer das Sein des Seienden, womit »Verstehen« sich im Bereich der Metaphysik bewegt: »Der Begriff des Sinnes umfasst das formale Gerüst dessen, was notwendig zu dem gehört, was verstehende Auslegung artikuliert. Sinn ist das durch Vorhabe, Vorsicht und Vorgriff strukturierte Woraufhin des Entwurfs, aus dem her etwas als etwas verständlich wird [...] Sinn ist ein Existenzial des Daseins, nicht eine Eigenschaft, die am Seienden haftet« (Heidegger 2006, S. 151). In seinem Spätwerk bezieht Heidegger das Verstehen auf die Macht der Sprache in der existentiell notwendigen, interpersonellen Kommunikation.

Gadamer geht einen Schritt weiter und argumentiert in seinem Hauptwerk *Wahrheit und Methode* gegen den Historismus, indem er behauptet, dass die Geisteswissenschaften keine ihre Wissenschaftlichkeit begründende Methode brauchen und somit – Heidegger folgend – »Verstehen« vielmehr ein »Zur-Sprache-Kommen des Sinns« sei, das »auf eine universal-ontologische Struktur hinweist, nämlich auf die Grundverfassung von allem, auf das sich überhaupt Verstehen richten kann: *Sein, das verstanden werden kann, ist Sprache*. Das hermeneutische Phänomen wirft hier gleichsam seine eigene Universalität auf die Seinsverfassung des Verstandenen zurück, indem es dieselbe in einem universellen Sinne als *Sprache* bestimmt und seinen eigenen Bezug auf das Seiende als Interpretation darlegt [...] Was verstanden werden kann, ist Sprache. Das will sagen: es ist so, dass es sich von sich aus dem Verstehen darstellt. Auch von dieser Seite bestätigt sich die spekulative Struktur der Sprache. Zur-Sprachekommen heißt nicht, ein zweites Dasein bekommen. Als was sich etwas darstellt, gehört vielmehr zu seinem eigenen Sinn. Es handelt sich also bei all solchem, das Sprache ist, um eine spekulative Einheit, eine Unterscheidung in sich, zu sein und sich darzustellen, eine Unterscheidung, die doch auch gerade keine Unterscheidung sein soll. Die spekulative Seinsart der Sprache erweist damit ihre universelle ontologische Bedeutung. Was zur Sprache kommt, ist zwar ein anderes, als das gesprochene Wort selbst. Aber das Wort ist nur Wort durch das, was in ihm zur Sprache kommt. Es ist in seinem eigenen sinnlichen Sein nur da, um sich in das Gesagte aufzuheben« (Gadamer 1990, S. 478–479, Hervorheb. i. O.). Die postulierte Universalität der Sprache verlagert den Schwerpunkt vom Sprechenden, der nicht verstanden werden soll – weshalb es keiner Hineinversetzung in sein Seelenleben bedarf – auf das Gesprochene, das ausgehend von gesetztem *Vorverständnis* progressiv durch die Logik des hermeneutischen Zirkels verstanden wird: »Gegen den Primat der Aussagelogik, die Verstehen als Verfügen begreift und verfehlt, entwickelt Gadamer seine hermeneutische Logik von Frage und Antwort, die Verstehen als

Teilhabe begreift, als Teilhabe an einem Sinn, einer Tradition, schließlich an einem Gespräch« (Grondin 2001, S. 165). Verstehen ist Gadamer zufolge mehr als ein »Sich-verstehen-auf«, denn es entstehe dialogisch in einem zirkulären Prozess der Verständigung zwischen dem Ich und dem Anderem wie auch beim Verstehen von Kunstwerken oder Texten.

Das dialogische Verstehen ist zumindest durch vier wesentliche Merkmale gekennzeichnet: 1) es hat die logische Struktur der Frage (und Antwort); 2) Frage und Antwort verlaufen wechselseitig; 3) es ist wesentlich ein Sachverstehen; 4) es hat sein Ziel im Einverständnis (Kapsch 2007, S. 99). Dieses idealtypische Verstehen als Sachverstehen hat Antwortcharakter, vollzieht sich in einem dialogischen Miteinander unter Gleichberechtigten und endet mit einem – zumindest provisorischem – Sacheinverständnis. Alle diese Momente verlieren in der Psychiatrie allzu oft ihre Sinnhaftigkeit, denn es gibt in der Arzt-Patient-Beziehung neben einer Kooperation auch eine nicht zu verschleiernde Asymmetrie: Partizipation als Grundhaltung hat Vorrang vor jeder Antwort; das angestrebte Ergebnis ist die Aushandlung eines klinisch tragfähigen Kompromisses, insbesondere wenn Patienten einer medizinischen Argumentation nicht zugänglich sind. Aber auch Unverständnis, Beziehungsabbruch oder die Anwendung von medizinisch und juristisch legitimierten Zwangsmaßnahmen sind Ausdruck dieser Asymmetrie. Der hermeneutische Zirkel – phänomenologisch und nicht nur logisch verstanden – bedarf für die Psychiatrie einer pragmatischen Definition, nach der das Verhältnis zwischen dem Ganzen (Krankheitsbezeichnung) und den Teilen (Gedanken, Überzeugungen, Emotionen, Verhalten, Unterlassungen, Beziehungsqualität) in jeder Begegnung unbestimmt bleibt und interpersonell beständig neu ausgehandelt werden muss.

Gadamer setzt das Verstehen in Beziehung zum Deuten, wie es in der dichterischen Kunst und in der Allegorie zum Ausdruck kommt. Er geht von der semiotischen Annahme aus, dass das zu Deutende ein Zeichen sei, das gedeutet werden will, da es vieldeutig sei, denn das Eindeutige brauche nicht gedeutet zu werden. Das Eindeutige wäre demnach ein Ergebnis und kein Ausgangspunkt. Das menschliche Sein, als »unterwegs in der Sprache«, sei stets im Deuten des Vieldeutigen verstrickt (Gadamer 2011/1960, min. 42). Deuten – und das ist eine wichtige, auf die Erhellung des Verstehens übertragbare Einsicht – sei kein Auslegen, sondern ein »Hindeuten«, eine Richtung aufzeigend und damit als offen angelegt (Gadamer 2011/1960, min.

12). Eine Be-Deutung herauszuarbeiten sei ein Zum-Stehen-Bringen der potentiellen Vieldeutigkeit durch das meinende Wort (Gadamer 2011/1960, min. 24). Schließlich sei das Deuten »eine der vielen Möglichkeiten, sich zu sich selber reflektierend zu verhalten« (Gadamer 2011/1960, min. 51).

Einen beachtenswerten Integrationsversuch unternimmt Karl-Otto Apel mit seinem transzendentalpragmatischen Ansatz, welcher die semiotische Grundlegung der Wissenschaften in den Dimensionen der logischen Syntaktik, der interpretativen Semantik und der kommunikativen Pragmatik verbindet. Darüber hinaus integriert dieser Ansatz die kantsche transzendentale Konstitution von synthetischen Erfahrungsgegenständen und die teleonomische Auffassung zweckrationaler Handlungen der neowittgensteinschen Handlungstheorie. Die transzendentalpragmatische Sicht betrachtet Kausalität als eine *Interventionskausalität*, welche die notwendige Verknüpfung zwischen einer Handlung und einer Konsequenz dieser Handlung transzendental als notwendig verknüpft auffasst. Der transzendentalpragmatische Ansatz geht darüber hinaus davon aus, dass jedes Erklären, jede wissenschaftliche Operation oder jedes Vorhaben sinnbezogen sein müsse, denn es entstehe mit einem Intentionalitätsbezug und vor dem Hintergrund historisch und kulturell gewachsener Annahmen, weshalb die Hermeneutik und damit das Verstehen eine Berechtigung erlangen. Ferner meint die integrierende Absicht die Kommunikation des Verstandenen im argumentativen Diskurs, verbunden mit der ethischen Dimension des Handelns: »Wir hätten in diesem Fall mit einem dritten Typus von Regeln zu rechnen: Als *universalgültige Regeln menschlicher Kommunikation* und *Interaktion* (z. B. der Moral) wären sie sowohl von den *universalgültigen Regeln des zweckrationalen Handelns* (oder vielleicht besser: der technischen Rationalität) wie von den *konventions-* bzw. *institutionsrelativen* Regeln der Kommunikation und Interaktion (z. B. der »Moralen«) zu unterscheiden [...] Transzendentalpragmatisch gesprochen könnte dies bedeuten: Die universalen Regeln des im weitesten Sinn technischen Handelns setzen notwendigerweise schon die ebenfalls universal gültigen Regeln der ethisch relevanten Kommunikation und Interaktion voraus« (Apel 1979, S. 123–124, Hervorheb. i. O.).

4. Logisch-linguistische Analyse des Begriffes »Verstehen«

Die vorgenommene historische Rekonstruktion des Begriffes »Verstehen« als Methode zur Erfassung des Individuellen soll gezeigt haben, dass es sich hierbei um eine Legitimationsfrage für die wissenschaftstheoretische Begründung der Geisteswissenschaften handelt. Es geht aber auch um eine idiographische Annäherung an den Patienten als menschliches Individuum, das heißt in seiner Einmaligkeit jenseits geteilter Allgemeinheiten wie anthropologischen Konstanten, psychischen Funktionen und Sinnkategorien.

Die Vagheit des Begriffes »Verstehen« ist in dessen Polysemie begründet. In einer ersten Annäherung wird eine kanonische Form des Verstehens vorgeschlagen und analysiert: die konstitutiven Elemente und die Relationen eines jeden Verstehens, unabhängig von der jeweiligen semantischen Besetzung der logischen Grundstruktur. In einem weiteren Schritt erfolgt eine linguistische Analyse des Begriffes »Verstehen« als Grundlage für die Formulierung von drei fundamentalen Lesarten von Verstehen in der Psychiatrie und Psychotherapie. Diese Lesarten werden im nächsten Kapitel definiert und begründet.

4.1. Kanonische Logik des Verstehens

In einer ersten intuitiven Annäherung an den Begriff »Verstehen« werden vier Dimensionen des Menschen angesprochen:

a) die *rationale Dimension,* denn »Verstehen« bezieht sich auf das Erfassen eines Sachverhaltes, sodass dieser nachvollzogen werden kann;
b) die *emotionale Dimension,* denn das rationale Erfassen eines Sachverhaltes erfolgt nicht ohne eine begleitende pathische Reaktion; »Verstehen« ist intuitiv emotional-zustimmend belegt, was im Ausdruck »Verständnis« (haben, zeigen oder ausdrücken) anschaulich wird;

c) die *moralische Dimension*, wenn ein Sachverhalt rational verstanden wird, man diesem Sachverhalt gegenüber nicht mehr naiv-unwissend gegenübersteht, sondern zu einer sachkundigen Bewertung verpflichtet ist; und die

d) *Dimension der Handlungs- bzw. Unterlassungstragweite*, die mit der moralischen Dimension eng verwoben ist: das Spüren eines *moralischen Sollens* – weil man nicht weiter in der *Unschuld des Nicht-Verstehens* installiert ist – drängt zu einer handlungsbezogenen Positionierung, die sich einerseits aus der moralischen Bewertung ergibt, andererseits selbst eine unmittelbare moralische Tragweite aufweist (s. Abbilddung 5).

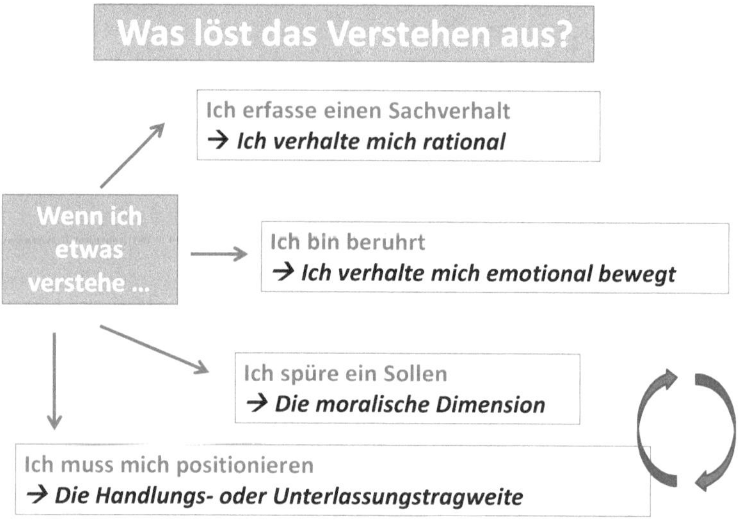

Abbildung 5: Postulierte Dimensionen eines jeden Verstehens als mehrschichtiger zwischenmenschlicher Akt.

Ob durch Einfühlung oder durch eine logische Operation, »Verstehen« stellt zunächst einen rationalen Akt dar, mit dem versucht wird, einen Sachverhalt zu erfassen. Diese erste rationale Dimension wird stets von einem mehr oder weniger starken affektiven Moment begleitet, denn etwas erfasst zu haben, berührt in irgendeiner Weise, auch wenn die Quelle des Verstehens nicht primär die Einfühlung ist. Wer in einem klinischen Kontext versteht, ist durch das Verstandene, als einem Menschen zugehörig, in Mitleidenschaft gezogen. Wer verstanden hat, verliert die Unschuld des Nicht-Wissenden. »Verstehen« bzw. »Verstanden-haben« impliziert eine moralische Dimension des Sollens entsprechend diesem Wissen. Dieses moralische Sollen konkretisiert sich auf der Handlungsebene in einer Positionierung: entweder begründet es Handeln oder Unterlassung, wodurch sich wiederum eine moralische Tragweite ergibt.

Die hier vorgeschlagene kanonische Logik des Verstehens geht von der grundlegenden erkenntnistheoretischen Dialektik zwischen einem *verstehenden Subjekt* und einem *zu verstehenden Objekt* aus, wobei dieses personal (*der* zu Verstehende) oder nicht-personal (*das* zu Verstehende) sein kann. An dieser Stelle wird »verstehen« als transitives Verb aufgefasst, nämlich als zielgerichtete Operation des Erfassens von Bedeutungen, ausgehend von einem Subjekt, das auf ein Objekt gerichtet ist. Wäre »verstehen« ein intransitives Verb, dann würde es keine epistemische Operation bedeuten, sondern eine *Disposition des Verstehenwollens*, eine Haltung also. Die Operation des Verstehens entsteht nicht spontan, sondern unter bestimmten bahnenden Bedingungen und hat als Folge eine Erkenntnis, nämlich »das Verstandene«. »Verstehen« wird angeregt, sei es durch einen impliziten *Appell* des zu Verstehenden, einen *Auftrag* oder einen dazu auffordernden *Kontext*. Und es ist gerade dieser Kontext, der das Verstehen in eine bestimmte Richtung lenkt und »dem Verstandenen« einen Sinn verleiht. Daher ist das Ergebnis des Verstehens eine Erkenntnis, »das Verstandene«, das abhängig ist von einer bestimmten angewandten Logik unter Berücksichtigung von selektierten Kontextbedingungen. Diese Logik kann prädikatenlogisch in folgenden Formen erscheinen (s. Valdés-Stauber 2018, Teil 1):

- In Form eines Konditionals: »wenn p, dann q«; dieses Konditional ist als solches richtig bei allen Variationen von p richtig/falsch oder q richtig/falsch mit einer Ausnahme: wenn p wahr und q falsch sind, ist das Konditional falsch, sonst in allen anderen Variationen wahr.
- In Form eines deduktiven Arguments: es wird vom Allgemeinen in den Prämissen auf das Besondere in der Konklusion geschlossen, wobei letztere keine weitere Information als die Prämissen zusammengenommen zu liefern vermag.
- In Form eines praktischen Syllogismus: eine Handlung wird als Konklusion deduktiv begründet, indem die Prämissen Absichten und Überzeugungen sowie eine Festlegung des Handlungsweges zur Umsetzung der Absichten beinhalten.
- In Form einer abduktiven Retrodiktion: »Retrodiktion« ist ein Schluss auf die wahrscheinlichste Begründung eines eingetre-

tenen Ereignisses unter Berücksichtigung von A-priori-Wahrscheinlichkeiten und relevanten Kontextbedingungen.

- In einer progressiven hermeneutischen Sinnerhellung: Wie diese Bezeichnung es ausdrückt, handelt es sich um eine interpretative Leistung, die den latenten Sinn (hinter einer Handlungsabfolge oder sprachlichen Mitteilung) schrittweise offenlegen möchte, und zwar in einer Art *Spirallogik*, in der ein vorläufiges Ergebnis den Ausgangspunkt des nächsten Interpretationsschrittes darstellt. Dabei ist von zentraler hermeneutischer Bedeutung, dass jeder interpretative Schritt mit einem Vorverständnis operiert, der sukzessive verfeinert wird. Die empirische Hermeneutik geht andererseits von einer Analyse der Verknüpfungen empirisch gegebener Handlungssequenzen aus, um darin latente Sinnstrukturen in einer konkreten »Lebenspraxis« zu identifizieren und als Strukturhypothesen zu formulieren.

Es stellt sich dabei die Frage, ob die Operation der »verstehenden Zuschreibung« stets zu einer Nachvollziehbarkeit führen muss, ob das Unverständliche als solches irreduktibel stehen gelassen werden kann oder ob alles Unverständliche in Erwartung weiterer Indizien, die den Sachverhalt nachvollziehbar machen, als provisorisch aufgefasst werden muss. Es stellt sich auch die Frage nach der Legitimation von Modellen, die aus zunächst »Unverständlichem« sodann »Verständliches« werden lassen (vereinfachte Darstellung der kanonischen Logik in Abbildung 6).

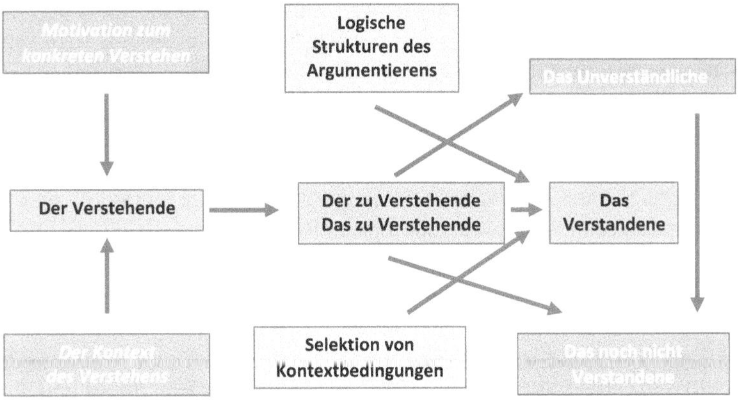

Abbildung 6: Allgemeine logische Struktur eines jeglichen Verstehens

»Verstehen« geschieht nicht unbegründet, spontan und losgelöst, sondern wird von einer bestimmten Person getragen, durch einen Anlass angeregt und ist eingebettet in bestimmte, das Verstehen begünstigende und auch eingrenzende Kontextbedingungen. Verstanden wird ein Erleben, ein Verhalten, Erzeugnisse oder eine bestimmte Person in ihrem So-Sein, und das Produkt des Verstehens ist das Verstandene, welches propositional zum Ausdruck kommt. Dieser Prozess des Verstehens geschieht auf der Grundlage unserer transzendentalen kognitiven, volitiven, interaktionalen und emotionalen Ausstattung und folgt logischen Regeln des Argumentierens. Hierfür werden für das Verstehen relevante Kontextbedingungen selektiert, sodass das zu Verstehende als mit Sinn ausgestattet erscheint. Bei aufkommenden Schwierigkeiten können weitere Indizien gesucht werden, die Sinnstruktur kann überdacht, die Modellierung spekulativer werden und das Verständnis wird als (zunächst) provisorisch betrachtet. Die Suche nach Nachvollziehbarkeit kann aber eingestellt werden, etwa wenn der nach Verständnis Suchende einen Sinn nicht erzwingen will oder Unverständlichkeit als etwas Primäres anerkennt.

4.2. Sprachanalyse des Begriffes »Verstehen«

»Verstehen« kann sowohl als Verb (»verstehen«) wie auch als Substantivierung des Verbs (»das Verstehen«) angewandt werden, wobei die Substantivierung des Verbs sich eher auf die Operation des Verstehens bezieht, während sich genuine Substantive, substantivierte Partizipien bzw. Adjektive (»das Verständnis«, »das Verstandene«, »das zu Verstehende«, »das Verständliche«) eher auf das Ergebnis des Verstehens beziehen. In der hier durchgeführten Begriffsanalyse ist das Verb von besonderer Bedeutung, denn es bildet Prädikate, die für die Definition des Verstehens unerlässlich sind. Der umgekehrte Fall – dass etwas definiert werden muss, um verstanden zu werden – gilt aber nicht, wie Eberhard Jüngel folgendermaßen zum Ausdruck bringt: »Was sich nicht definieren läßt, muß deshalb freilich noch nicht unverständlich sein. Es gibt undefinierbare Geheimnisse, die man durchaus verstehen kann. Und je besser man sie versteht, desto geheimnisvoller und interessanter werden sie« (Jüngel 1976, S. 110).

Im Gegensatz zu Deutsch als einer natürlichen Sprache, in der die Prädikate sich auf die vorausgehenden Verben in ihrer Funktion beziehen, beziehen sich Prädikate in der formalen Linguistik und in der Logik auf die gesamte Aussage über ein Subjekt, das Verb eingeschlossen (Tugendhat & Wolf 1993, S. 79–101). Das ist von Relevanz, wenn »verstehen« *intransitiv* (ohne Objekt, als suspendierte Aussage) oder *transitiv* (mit Bezug auf ein Objekt in expliziter Verknüpfung) angewandt wird: Die intransitive Aussage »Ich verstehe« kann semantisch lediglich aus dem Kontext erschlossen werden und nicht ohne Deutung. Die transitiven Aussagen »Ich verstehe, was du sagst« und »Ich verstehe deine Frustration« beziehen sich auf die Nachvollziehbarkeit eines Sachverhalts; diese Nachvollziehbarkeit bezieht sich auf ein Gegenüber und wird narrativ im Dialog thematisiert, wodurch »Verstehen« die anthropologische Grundverfassung des Menschen als auf Kommunikation und Auslegung angelegtes Wesen zum Ausdruck bringt. Bei derselben grammatikalischen Struktur wird »verstehen« grundsätzlich anders angewandt, wenn das Objekt direkt auf eine Person – indexikalisch oder nominell – abzielt: »Ich verstehe dich«, »Ich verstehe Sabine nicht«. Diese personale Ebene impliziert ebenfalls anthropologische Annahmen, wenngleich sie als metaphysisch-anthropologisch zu bezeichnen sind, da sie nicht empirisch-induktiv gewonnen, sondern gesetzt wurden. In der *transitiven Form* ist »verstehen« als graduell, in der *intransitiven Form* als kategorisch in Abhängigkeit von der eigenen Haltung aufzufassen. Für das transitive Verstehen werden vier aufeinander aufbauende Stufen konstruiert (Valdés-Stauber 2018, Teil 1):

1. Auf basaler Ebene wird etwas verstanden, wenn eine Aussage grammatikalischen bzw. logischen Sinn ergibt wie: »Ich bin von den Menschen enttäuscht und werde mich deshalb von der Gesellschaft abwenden«, im Gegensatz zu einer grammatikalisch-semantisch unverständlichen Aussage wie: »Die gestrige Quadratur brannte morgen als Magenta«.

2. Darauf aufbauend wird eine Aussage oder ein Verhalten verstanden, wenn es in einem sinnvollen Gefüge eingebettet ist wie: »Aus der sich ständig wiederholenden Erniedrigung durch den Vater und die Teilnahmslosigkeit der Mutter entstand eine Haltung der Anspruchslosigkeit und der Angst, verletzt zu werden«.
3. Durch die Einbettung des Gesagten oder Getanen in ein kohärentes Ganzes kann beides nachvollzogen werden, da sie einen kontextuellen Sinn erhalten. In einem weiteren Schritt kann deduktiv aus einer postulierten psychologisch-strukturellen Beschaffenheit, aus einer Triebtheorie oder aus bestimmten Motiven das Gesagte oder Getane abgeleitet werden, wie etwa: »Die erlebte körperliche Gewalt und die Vernachlässigung von kindlichen Grundbedürfnissen erschwerten eine Integration moralisch geprägter Haltungen gegenüber Bezugspersonen. Die destruktiven Introjekte führten in bestimmten seelisch überfordernden Situationen zu masochistischen Handlungen, bisweilen auch zu kühlem und rücksichtslosem Verhalten gegenüber anderen, was eine verwirrende Auswirkung auf die Umgebung mit sich brachte«.
4. Schließlich kann der rationale Nachvollzug in ein empathisches Nachempfinden übergehen oder aber für den *um Verständnis Bemühten* fremd bleiben: »Wenn ich mich in seine Lage versetze, wie er über Jahre mit sich haderte, kann ich annähernd erspüren, wie erdrückend seine Frustration und sein Groll gewesen sein müssen, wenngleich ich seine fremdaggressive Verarbeitung der für ihn unerträglichen Gefühle nicht akzeptieren kann und will, und da ich mich nicht in der Lage sehen würde, dasselbe zu tun, diese Art der Verarbeitung für mich auch erschütternd bizarr bleibt« (Valdés-Stauber 2018, Teil 1).

Diese semantische Progression des Verstehens ändert sich radikal, wenn das Objekt des Prädikats personal wird, denn in diesem Fall wird hier eine *Totalität* in der Gestalt einer *Existenz* angesprochen. Beispielsweise sind Beschäftigte der forensischen Psychiatrie oft über viele Jahre hinweg mit Personen, die hinter delinquenten Taten stehen, betraut und müssen eine hinwendende Perspektive einnehmen, um überhaupt Anschluss an solche privative Welten zu finden, damit Veränderungen – beispielsweise durch Mentalisierung – in Gang gesetzt werden können. In der Metaphysik Jaspers' werden Totalitäten nicht verstanden, sondern *erhellt*; »Verstehen« würde durch »existentielle Kommunikation« ersetzt werden. Es handelt sich somit bei dem

Verstehen oder Nicht-Verstehen einer Person als Totalität weniger um eine formale oder inhaltliche Nachvollziehbarkeit, sondern vielmehr um eine *Partizipation an deren Welt bei gebotener, anerkennender Distanz*.

Nach der vorweggenommenen Begriffsklärung von »verstehen« als Verb wird nun eine definitorische Annäherung möglich. Es handelt sich dabei nicht um eine Realdefinition, die das Wesen des »Verstehens« erfassen sollte, sondern um eine Nominaldefinition, welche die Bedeutung des Begriffes angeben möchte (Brun & Hirsch-Hadorn 2017, S. 155–173). Eine Aussage oder ein Verhalten stellen nicht nur einen additiven Sinn aus einzelnen Termen dar, sondern haben eine semantische Funktion inne, weil sie »etwas zu verstehen geben« (Brun & Hirsch-Hadorn 2017, S. 21 und 22–23). Sie haben somit eine Bedeutung, die sowohl definitorisch oder – bei Mehrdeutigkeit – ausschließlich kontextuell zu erfassen ist. Ziel der logischen Analyse ist es, die Bedeutung des *Definiendums* – was definiert werden soll – festzustellen. »Feststellen« insofern, als dass der Gebrauch des Begriffes in einer bestimmten Sprachgemeinschaft *festzustellen* und nicht die Verwendungsweise regelnd *festzusetzen* ist. Die Definition von »Verstehen« als *Äquivalenzaussage* verlangt, dass das *Definiens* (die definierende Aussage) eine konjunktive logische Struktur annimmt, bei der jede Bedingung für sich *notwendig* und alle zusammen *hinreichend* werden, um die *maximale Intension* des »Verstehens« als »Nachvollziehen« anzugeben.

Der Sprachgebrauch von »Verstehen« in der Psychiatrie und Psychotherapie bezieht sich in unterschiedlichen Kontexten auf umschriebene Sachverhalte:

- logisch-grammatikalisch in der psychopathologischen Erfassung von formalen Denkstörungen;
- formal in der Zuordnung bei der syndromalen Diagnostik;
- nachvollziehend durch kausale Bestimmung in der nosologischen Zuordnung;
- psychologisch erklärend durch Ermittlung des konkreten Motivationsgefüges;
- empathisch-partizipierend in der therapeutischen Beziehung.

Wie bereits in der formal-linguistischen Analyse dargestellt, muss sich die Definition von »verstehen« als Verb ändern, wenn das Objekt des Prädikats personalisiert wird. Ein definitorischer Versuch könnte lauten: Verstehen einer (psychisch kranken) Person ist – negativ ausgedrückt – keine logische Operation der Zuordnung oder der Sinnerfassung, sondern – positiv ausgedrückt – eine Haltung der Annahme des So-Seins und der Partizipation an der Welt des Gegenübers, unabhängig davon, ob eine semantische Entschlüsselung durch Zuordnung oder Hineinversetzen möglich ist oder rationale und/oder hineinversetzende Unverständlichkeit im Vordergrund stehen.

5. Lesarten von »Verstehen« in der Psychiatrie und Psychotherapie

Die hier vorgenommene Rekonstruktion von »Verstehen« – als ursprünglich genuine Methode der Geisteswissenschaften – in Abgrenzung zu »Erklären« als spezifischer Methode der Naturwissenschaften zeigte, dass beide Begriffe nicht kategorisch disjunktiv zu betrachten sind. Daher wurde im Anschluss daran versucht, den Begriff »Verstehen« aus einer logisch-linguistischen Perspektive zu beleuchten, vor allem in seiner Transitivität/Intransitivität, seiner Polysemie und im konjunktiven Definitionsversuch. Bezogen auf die Psychiatrie und Psychotherapie werden diese Ergebnisse zu drei grundlegenden Lesarten von Verstehen verdichtet: Zunächst »Verstehen« als das Ergebnis einer *Zuordnung* zu einer übergeordneten (etwa diagnostischen) Kategorie unter Berücksichtigung von klinisch relevanten Kontingenzbedingungen. Sodann ergeben die zu verstehenden Einzeldaten eine Bedeutung (einen »Sinn«) als Teil eines vordefinierten Ganzen – einer Diagnose, eines Modells, einer Struktur, einer paradigmatischen Relation. In der zweiten Lesart besteht »Verstehen« – als auf den Einzelfall bezogen – darin, Handlungen, Aussagen und Verhalten in Bezug auf ein personales *Motivationsgefüge* (ob normalpsychologisch oder psychopathologisch relevant) und bezogen auf situative wie biographische *Kontextbedingungen* nachzuvollziehen. »Verstehen« ist in diesem Sinne entweder ein Nachvollziehen von individuellem Verhalten vor dem Hintergrund gesetzter Modelle (Idealtypen, Kategorien, Dimensionen oder Strukturen) oder ein progressives Verständnis durch stufenweise Kontextualisierung und Analyse von objektiven Sequenzoptionen, wobei vorläufige Hypothesen Ausgangspunkt werden für die nächste kontextuelle Interpretation im hermeneutischen Sinne. Die dritte Lesart ist weder logisch noch psychologisch oder hermeneutisch aufzufassen, sondern medizinanthropologisch: »Verstehen« als eine *Haltung des Verstehenwollens*, das heißt einer zwischenmenschlichen Positionierung innerhalb der klinischen Begegnung, die nicht versucht, den Patienten verstehend zu »entschlüsseln«, sondern am Schicksal des Patienten partizipierend nach einer die Behandlung fördernden Verständigung sucht.

5.1. »Verstehen« als Operation der Zuordnung: Anwendung in der Psychiatrie und Psychotherapie

»Verstehen« wird wissenschaftstheoretisch primär als *Operation* aufgefasst (Abel 1948). Als solche weist sie die logische Struktur einer deduktiven Argumentation auf. Bei deduktiven Argumenten garantiert die Wahrheit der Prämissen die Wahrheit der Konklusion, während bei nichtdeduktiven Argumenten die Prämissen in Abhängigkeit von ihrer Qualität und Anzahl mehr oder weniger starke Gründe für die Annahme der Konklusion liefern. Unter den nichtdeduktiven Argumenten sind induktive, abduktive und kausale Schlüsse für die Medizin im Allgemeinen und für die Psychiatrie im Speziellen am bedeutendsten. Wissenschaften bedienen sich der hypothetisch-deduktiven Methode, um zu neuen (nomologischen) Zusammenhängen zu gelangen, wobei die Hypothesenbildung, jenseits einer induktiven Generalisierung, einen kreativen Akt der Feststellung und Festsetzung von nicht redundanten Regelmäßigkeiten darstellt, die im Idealfall in kausalen Gesetzen aufgehen. Die hypothetisch-deduktive Methode wird nicht nur für die Formulierung neuer Gesetzmäßigkeiten und deren Verifikationsbedingungen, sondern auch in der Alltagspraxis angewandt, wenn die Hypothese eine bereits bekannte Gesetzmäßigkeit darstellt, die zur Erklärung konkreter empirischer Phänomene herangezogen wird. Diese alltagsbezogene, erklärende Funktion der hypothetisch-deduktiven Methode erhält durch das im Jahr 1948 von Carl Hempel und Paul Oppenheim vorgeschlagene deduktiv-nomologische oder Subsumtionsmodell (»covering law«) eine logische Übersetzung. Das Modell wurde von der Analytischen Philosophie entwickelt, um Phänomene durch Zu- und Unterordnung (»Subsumtion«) zu einer Gesetzmäßigkeit (kausal oder statistisch begründet) unter Berücksichtigung bestimmter, kontingenter Faktoren (»Antezedensbedingungen«) logisch zu erklären (Valdés-Stauber 2018, Teil 1). Das zu Erklärende (»Explanandum«) wird als Deduktion von erklärenden Gesetzen und Antezedensbedingungen (zusammengenommen als »Explanans«) unter Berücksichtigung von logischen Adäquatheitsbedingungen für die subsumtive Deduktion aufgefasst.

Explanans	$A_1 \ldots\ldots A_n$ (Antezedensbedingungen)
	$G_1 \ldots\ldots G_r$ (Gesetzmäßigkeiten)
Adäquatheitsbedingungen	
Explanandum	**E** *(das zu Erklärende)*

Übertragen auf die Psychiatrie und Psychotherapie macht das Subsumtionsmodell Phänomene wie subjektiv vorgetragene Beschwerden, objektive Symptome oder Verhaltensmerkmale »erklärbar«. Die Berücksichtigung der Antezedensbedingungen (unterschiedliche kontingente Faktoren) ermöglicht eine differentialdiagnostische Bereinigung bzw. Fokussierung, sodass personenbezogene Phänomene als Ausdruck einer nosologischen Einheit aufgefasst werden können. Ein Beispiel (Valdés-Stauber 2018, Teil 1): Unpassende Beschimpfungen eines adoleszenten Patienten werden zunächst als Distanzlosigkeit oder Reifungsaufsässigkeit aufgefasst; es wird beobachtet, dass der Patient unter zunehmendem Stress unwillkürliche Bewegungen ausführt, die begleitet sind von Perseverationen und ungefilterten Herausforderungen; eine Progression dieser Auffälligkeiten zeigt sich, wenn sich die behandelnde Ärztin des Adoleszenten in eine Rechtfertigungsdynamik begibt. Dabei kann das Phänomen der unpassenden Beschimpfungen als psychopathologisch bedingt interpretiert werden, wenn man sie als Ausdruck einer pathologischen zugrunde liegenden Struktur ansieht: Vorliegen eines Gilles-de-la-Tourette-Syndroms, einer übersteigerten narzisstischen Verletzlichkeit oder eines Unterwerfung-Kontrolle-Konfliktes im aktiven Modus; je nach zugrunde gelegtem Referenzrahmen stehen weitere differentialdiagnostische Überlegungen offen.

In der Psychiatrie und Psychotherapie stehen weniger kausale (vornehmlich monokausale, bestenfalls komplex-kausale Faktorenbündel, die zusammen notwendig, aber selten hinreichend sind) als vielmehr statistische Quasi-Gesetzmäßigkeiten im Vordergrund. Diagnosen gelten daher nicht als »Gesetze« in deduktiven Argumentationen, sondern als sogenannte *systematische Einheiten* (Mäser 2013) in Form von Prämissen innerhalb deduktiver psychiatrischer Argumentationen. In diesem Sinne wird »Verstehen« nahezu synonym zu »Erfassen« und »Erklären« angewandt und bezieht sich auf die diagnostische Zuordnung, die den einzelnen Symptomen als eingebettet in eine diagnostische Einheit eine Bedeutung verleiht. Sollte im diagnostischen Prozess das Subsumtionsmodell angewendet werden, müssen wegen des provisorischen und vorwiegend konstruierten Charakters psychiatrischer Diagnosen als »systematische Einheiten« eine Reihe von Annahmen sowie ein komplexes Gefüge an Kontingenzbedingungen berücksichtigt werden (eine Anwendungsweise des Subsumtionsmodell in der Psychiatrie wird in Abbildung 7 vorgeschlagen).

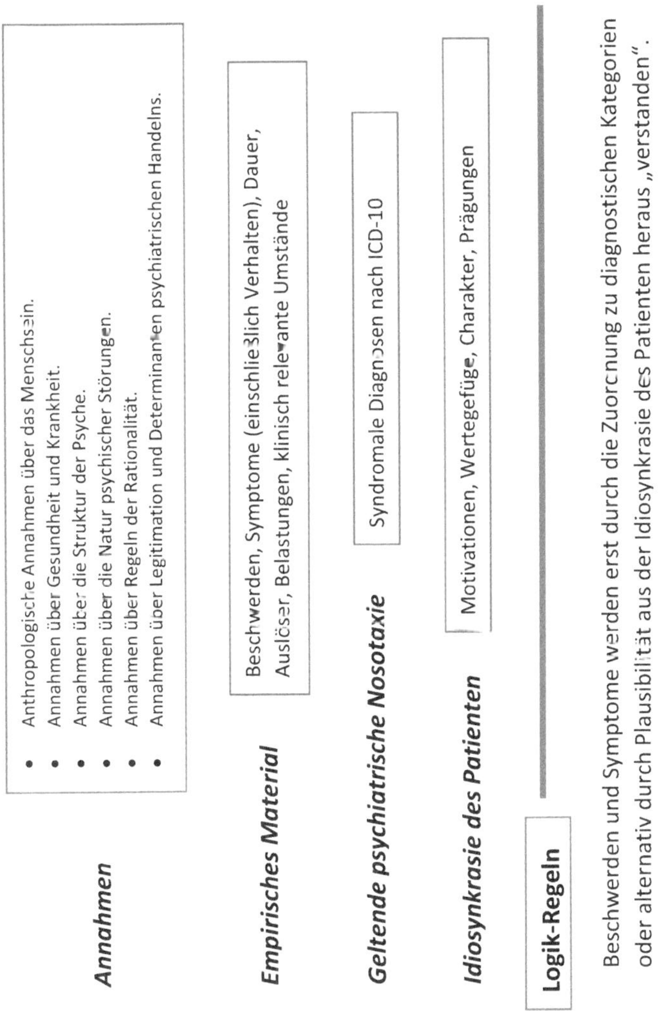

Abbildung 7 »Verstehen«, als Zuordnung dem Subsumtionsmodell folgend

Eine Vielfalt klinisch relevanter Gegebenheiten wird nach dem Subsumtionsmodell verstanden, wenn sie durch eine Diagnose »erklärt« werden. Der Diagnosestellung wird ein Klassifikationssystem zugrunde gelegt sowie relevante Zusatzinformationen, die differentialdiagnostisch relevant sein könnten. Von besonderer Bedeutung sind im Hintergrund stehende Annahmen, die eine Systematik von für die Zuordnung entscheidenden »Selbstverständlichkeiten« bilden, nicht weiter expliziert werden und größtenteils anthropologischer, wissenschaftstheoretischer oder metaphysischer Natur sind. Dieses allgemeine

Schema kann in ein deduktives Schema umgewandelt werden (dann beinhalten die Prämissen bereits die Konklusion, etwa die zu erklärenden klinischen Phänomene) oder in ein abduktives Schema, etwa wenn unter Berücksichtigung bestimmter Faktoren ein Sprung von den klinischen Informationen zur Diagnose als der anhand subjektiver Wahrscheinlichkeit plausibelsten retrodiktiven Erklärung notwendig ist. Dieses subsumtive Schema darf aber nicht in ein induktives Schema überführt werden, da eine projektive Generalisierung nicht Gegenstand der Subsumtion ist. (Abbildung mit leichten Modifikationen aus: Valdés-Stauber 2018, Teil 1).

Eine Alternative zum Subsumtionsmodell stellt das Argumentationsschema von Stephen Toulmin dar. Dieses Schema sollte nicht als deduktiver Schluss verstanden werden, sondern stellt ein intuitives Schema dar, in welchem die Prämissen die Konklusion oder These begründen bzw. unterstützen. Der Schwerpunkt liegt weniger in der Erklärung durch Subsumtion, sondern vielmehr in der Zunahme an Plausibilität (»Begründung«) einer These durch empirische Informationen, Annahmen und stützende Informationen (Toulmin 1957/1996); eine These (z. B. eine diagnostische Einschätzung) wird durch eine Reihe von zur Sache relevanten Informationen (Beschwerden, Symptome, klinische Zeichen, apparative Befunde oder Testergebnisse) und durch einen Operator (vorzugsweise eine logische Konjunktion) begründet. Toulmin bezeichnet diese Informationen oder Daten als »Argumente«, was zu Konfusion führen könnte, denn in der klassischen Logik ist ein »Argument« die Gesamtheit von Prämissen, Konklusion und logischen Verbindungsregeln. Das Alleinstellungsmerkmal dieses logischen Modells liegt darin, dass eine Reihe von relevanten Zusatzinformationen (in der Medizin: Anamnese, Idiosynkrasien, Vulnerabilitäten oder Verlaufsmuster) und Annahmen (nosologische Prinzipien, Kausalitätsannahmen oder anthropologische Modelle) die These (z. B. eine Verdachtsdiagnose) *stützen*, statt einen Erklärungsanspruch zu erheben. Abbildung 8 gibt das Schema dieses Argumentationsmodells wieder:

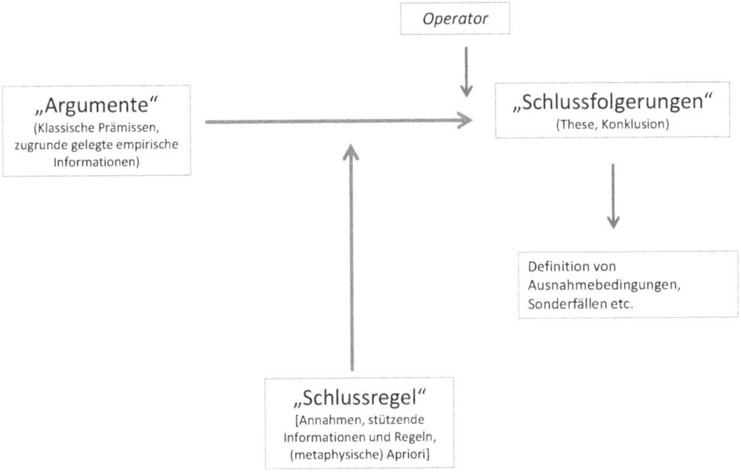

Abbildung 8: Argumentationsschema nach Toulmin

Anstelle von überfrachteten Prämissen, welche die Konklusion »erklären«, wird in diesem Modell davon ausgegangen, dass Informationen (»Argumente«) eine These (»Schlussfolgerung«) begründen und dabei diese Begründung durch Schlussregeln gestützt wird. Verstehen ist somit eine Frage der rationalen Plausibilität der Konklusion bei gegebener Information und berücksichtigten Annahmen.

Eine weitere logische Annäherung ist der sogenannte »praktische Syllogismus« der Handlungstheorie basierend auf Aristoteles' *causa finalis*: das Erklären mit Blick auf einen *Zweck*. Die Handlungstheorie nach Anscombe und von Wright (auch anwendbar auf das *Kommunikative Handeln*, s. Apel et al. 1978) impliziert fünf Momente: Volition, Kognition, Zielsetzung, Handlung sowie Rationalität bei der Feinabstimmung dieser Momente. Der »praktische Syllogismus« macht ein Verhalten aus einer finalen Perspektive heraus »verständlich«, das heißt, indem es in der Folge von *Absichten* (»Intentionen«) erklärt wird (Prämisse 1: *A* beabsichtigt *p* herbeizuführen; Prämisse 2: *A* glaubt, *p* nur dann herbeiführen zu können, wenn er *a* tut (oder unterlässt); Konklusion: *A* tut (oder unterlässt) *a*).

Für die Psychiatrie und Psychotherapie ist dieses Modell geeignet, wenn nach nachvollziehbaren Motivationen für Handlungen gesucht wird, stößt jedoch an Grenzen, sobald »irrationales« menschliches Handeln zum Gegenstand der Untersuchung wird, da in Abhängigkeit von der verstehenden Konstruktanpassung und bei zunehmenden Indizien jede Handlung bis zu einem gewissen Grad »verständlich« gemacht werden kann.

Neben deduktiven und induktiven sind in der Medizin *abduktive Argumente* von Relevanz, denn sie zielen auf die plausibelste Erklärung für eine Konstellation klinischer Befunde. Es handelt sich um einen synthetisch kreativen, intuitiven, erkenntnistheoretisch schöpferischen Akt der Postulierung von Hypothesen, die durch Evidenz widerlegt oder bestätigt werden können. Der Logiker *Charles Peirce* schlug vor mehr als einem Jahrhundert die *Abduktion* als eine synthetische logische Operation des Schließens auf Hypothesen zur Erklärung eines Ergebnisses *als Ergebnis* und nicht *als Ausgangspunkt* des Schließens vor (Peirce 1903/1983). In der Medizin hat diese logisch-schöpferische Operation ihren Ausdruck in der Diagnostik als *Schluss auf die beste Erklärung* gefunden: wie von Beschwerden, Symptomen und Befunden auf eine erklärende Diagnose (als Hypothese) geschlossen werden kann, die einmal aufgestellt, eingehender geprüft und bestätigt oder verworfen und differentialdiagnostisch ersetzt werden könnte. In der Psychiatrie wird dieselbe Operation ebenfalls diagnostisch angewandt, mit dem Unterschied, dass die Hypothesen selten kausale, eher plausible Modellierungen darstellen. In der Psychotherapie werden diese Modelle nicht primär als Diagnosen, sondern vielmehr als hermeneutische Konstrukte aufgefasst, beispielsweise wenn ein Verhalten anhand operativer Kriterien diagnostisch zugeordnet wird: einem bestimmten Strukturniveau der Persönlichkeitsorganisation; einer spezifischen Abwehrform; einem durch Traumatisierung entstandenen »Ego-State« (»Ich-Anteil«), das mit anderen auf die »Alltagskompetenz bezogenen Ego-States« (Handlungssystem ANP: annähernd normales Ego-State zur Bewältigung des Alltags) konkurriert; einer spezifischen Daseinsform bzw. -verformung; einer symbolhaften Resomatisierung; einem durch verstärkte Kontingenz modellierten Reaktionsmuster oder einem interpersonell verankerten Kommunikationsstil. Gelingt eine abduktive Zuordnung zu einer übergeordneten in sich geschlossenen Kategorie (empirisch begründete syndromale Diagnosen, kohärent konstruierte explikative Modelle oder A-priori-Wahrscheinlichkeiten), so werden die Symptome in der Regel »verstanden«. Diese Operation der Abduktion lässt sich mit dem Subsumtionsmodell bestens kombinieren, wenn die Subsumtion als zweites Moment aufgefasst wird, nachdem eine Hypothese aufgestellt werden konnte; dann kann nicht nur »erklärt« bzw. »verstanden«, sondern auch symmetrisch dazu »begründet vorausgesehen« werden, beispielsweise wenn das Verhalten von Menschen mit Persönlichkeitsstörungen als repetitives dysfunktionales und veränderungsresistentes Handlungsmuster berücksichtigt wird.

5.2. »Verstehen« als Sinnerfassung: Subjektive und objektive Hermeneutik in der Psychiatrie und Psychotherapie

Zu untersuchen, was »Verstehen« im psychiatrischen Diskurs genau ist, entspringt dem Bedürfnis, die Psychiatrie nicht als bloße systematische Ansammlung klinischer Zusammenhänge und praxeologischer Heuristik zu definieren, sondern auch von einer wissenschaftlichen Methodik her zu bestimmen. Man kann sich mit Kronfeld (1920) fragen, ob die Lehre der Psychiatrie als klinische Systematik schon wertvoll und vor allem näher an ihrem Wesen sei, als wenn sie sich Anleihen anderer Wissenschaften aneignet, zumal die Psychiatrie stets eine gemischte Handlungswissenschaft bleiben wird, da ihr Objekt – der Mensch im Daseinsmodus des Psychisch-Erkranktseins – sich nicht einer einzigen Wissenschaft zuordnen und somit nicht mit einer bestimmten Methodik oder Methodenkombination definitiv erfassen lässt. Wenn nicht versucht wird, der Psychiatrie eine spezifische wissenschaftliche Methodik zugrunde zu legen, bleibt sie eine empirisch begründete und mit metaphysischen Annahmen konstruierte systematische Handlungswissenschaft mit einer heuristischen Bedeutung und praxeologischer Durchschlagkraft (Valdés-Stauber 2018, Teile 1 und 2). Die angesprochene Notwendigkeit eines flexiblen Methodenpluralismus hat Brücher treffend formuliert: »Das Elend der psychiatrischen Wissenschaft ist, dass sie nicht weiß, wie sie eine Wissenschaft sein oder werden kann. Diese Frage ist nicht beiläufig, sondern zentral: Sie hat Auswirkungen auf das tägliche praktische Handeln und macht die Psychiatrie zu einem Feld, in dem Dogmen, Wissensbestände, Glaubensüberzeugungen und Machtansprüche ungeklärt nebeneinanderstehen und -wirken [...] Die Methode selbst produziert das Problem [...] Dabei zeigt sich erstens, ‚die Psychiatrie' ist möglich nur als zusammengesetzte Wissenschaft, Unifizierungsstrategien lassen sich vorderhand nicht überzeugend begründen« (Brücher 2009, S. 7), was die grundsätzliche Methodenheterogenität der Psychiatrie unterstreicht.

5.2.1. Die Rahmenbedingungen des Verstehens als Hermeneutik

Während die erste Lesart von Verstehen sich auf die logische Operation der Zuordnung zu diagnostischen Kategorien oder Modellen bezieht, befasst sich die zweite Lesart von Verstehen mit der *Herausarbeitung des Sinnes* psychischer Phänomene bei einem Individuum im Bereich seiner Interiorität (Gefühle, Erleben, Bedeutungen, Motivationen) wie auch der Exteriorität (als Ausdruck der Interiorität in Kontexten, als tatsächliche interpersonelle Interaktionen und Handlungssequenzen). Dieser Sinn kann subjektiv (verankert in der Interiorität), also psychologischer und dadurch individueller Natur sein und in einer pathischen Annäherung durch *Hineinversetzen* – ohne Identifikation – erfasst werden; hier wäre man nah am Erleben des Patienten, am Mentalen als Phänomen in der Erste-Person-Perspektive. Man bewegt sich dabei im Bereich des Deutens und am Rande des Spekulierens. Die wissenschaftliche Stringenz ergibt sich, wenn das psychologische Sinn-Verstehen – die »subjektive Hermeneutik« – um ein supraindividuelles Sinn-Verstehen – die »objektive Hermeneutik« – ergänzt wird (vgl. Brücher 2009, S. 46).

Die subjektive Hermeneutik basiert auf der *Phänomenologie* der Erste-Person-Perspektive, während die objektive Hermeneutik *allgemeine Sinnstrukturen* herausarbeitet. Diese allgemeinen Strukturen werden transportiert durch sprachliche Konstruktionen und durch Handlungssequenzen. Brücher fasst die Tragweite der Objektivierung des Subjektiven in intersubjektiven Strukturen folgendermaßen zusammen: »Es geht um *Struktur*, die klarerweise etwas Objektives ist, und zwar um die Struktur, die im Verhalten des Patienten zu Tage tritt und von darunterliegenden Strukturen (der Persönlichkeit, der Psyche, des Unbewussten) abhängt […] Erst die objektive Hermeneutik hat mit den (in welchen Protokollformen auch immer vorliegenden) latenten Sinnstrukturen einen objektiven und damit wissenschaftsfähigen Gegenstandsbereich kreiert sowie ein methodisch vorgehendes und damit intersubjektiv überprüfbares Interpretationsverfahren zu dessen Erschließung« (Brücher 2009, S. 82, Hervorheb. i. O.). Die objektive Hermeneutik geht von einer Vielzahl von (metaphysischen) Annahmen aus, die diskutiert werden müssen:

a) Validität der induktiv herausgearbeiteten Strukturen;
b) Reliabilität des interpersonell Festgestellten;
c) Validität der abduktiv gewonnenen erklärenden Hypothesen;

d) ontologischer Stellenwert von Objektivierung;
e) Grenzen der Sprachkompetenz und der Übereinstimmungsgrad logisch-semantischer Begriffsbestimmungen;
f) Theorieladung der wahrgenommenen »Objektivierungen«;
g) Legitimation der sinnvollen Kommunikation und der Konsensfindung;
h) Ausdruck von Objektivierungen des »Seelischen« oder »Geistigen« innerhalb sozialer Interaktionsräume.

In der Tat versucht die psychiatrische Praxis durch Fallbesprechungen, biographische Rekonstruktionen und Kontextualisierung von nicht unmittelbar sich erschließenden Handlungen oder Handlungssequenzen schrittweise Sinn herzustellen. Aber auch in der supervisorischen Fall-Reflexion und in multiprofessionellen Versorgungssettings, so Morbiditätskonferenzen, Rekonstruktion von Kasuistiken oder Pathographien und vor allem in strukturierten klinischen Fallkonferenzen bei komplexen Verläufen.

5.2.2. Das »psychologische Erklären«, die »Einfühlung« und die »subjektive Hermeneutik«

Wie bisher dargestellt, wird »Verstehen« zunächst in logischer Lesart als Operation der Zuordnung aufgefasst, die paradigmatisch in zwei Schritten erfolgen kann: abduktiver Schluss gefolgt von subsumtiver Deduktion. Geht man aber von mentalen Phänomenen als »seelisch« bedingt aus, dann scheint eine logische Operation der Zuordnung nicht auszureichen, wenn die festgesetzten generalisierenden Kategorien allgemeiner Art induktiv gewonnen werden. Im Bereich des Seelischen geht es jedoch um das Einmalige im Individuum, um seine Interiorität, um seine ganz persönlichen Beweggründe, und diese lassen sich intuitiv nur mit einer »seelischen Kommunikation« erfassen. Für die seelische Kommunikation hat die subjektive Hermeneutik Begriffe der pathischen Partizipation entwickelt wie »Einfühlen«, »Mitfühlen«, »Hineinversetzen«, »Transposition«, »Empathie«, die zugleich Ausgangspunkt für eine pathische Erkenntnis der persönlichen Gründe, Motivationen und Überzeugungen darstellen. Diese psychologische Lesart geht hingegen von der Annahme aus, dass auf individueller Ebene prinzipiell nachvollzogen werden kann, weshalb eine Person (in der Medizin der *Patient*) aus ihrem *Sosein* heraus und unter Berücksichtigung von klinisch relevanten Kontextbedingungen bestimmte Aussagen macht, konkrete Entscheidungen trifft, sich in individueller Weise verhält oder in einem Kontext erwartetes Verhalten unterlässt. In erster Linie wird angestrebt, ein konkretes Verhalten durch Rückführung auf individuelle Motive unter Berücksichtigung von typologischen motivationalen Konstellationen psychologisch zu erklären.

Das subjektive Verstehen als *Hineinversetzen* oder *Einfühlen* ist ein vager Begriff, da die Operation selbst wie auch deren Objekt definitorisch nicht klar zu trennen sind. Die bedeutendste der anthropologischen Annahmen ist die »transzendentale Transpositionsbefähigung«, welche impliziert, dass eine grundlegende Möglichkeit besteht, sich das Fremdseelische zu appräsentieren, wie es tatsächlich bei einem »Du« der Fall ist: *Aufgrund der gemeinsamen seelischen Beschaffenheit liefert die emotionale Resonanz ein transzendentales symbolisches Abbild.*

Transzendentale Transpositionsbefähigung

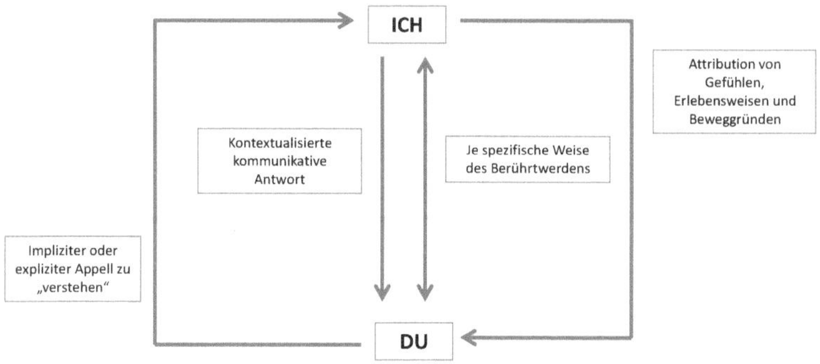

Abbildung 9: Allgemeilene interaktive Struktur des subjektiven Verstehens

Die zentrale Annahme dieses Modells ist die grundsätzliche Möglichkeit des Sichhineinversetzens in ein »Du« (in unserem Fall in einen Patienten), begründet durch die gemeinsame transzendentale Kategorie der Transpositionsbefähigung (des Sich-versetzen-Könnens). Am Anfang steht immer, wie bereits bei der logischen Abfolge eines jeden Verstehens diskutiert, ein Anlass, der den Verstehenden anspricht und der hier als interpersoneller »Appell« interpretiert wird. Dieser löst eine kontextualisierte Antwort aus, die kommunikativ transportiert wird, das heißt, den Anderen erreichen möchte und seine Situation (und nicht nur seine Lage) berücksichtigt. Es entsteht in dieser Dynamik eine jeweils spezifische Form des Berührtwerdens. Auf dieser Grundlage attribuiert der Verstehende eine unidirektionale Modellierung der Gefühle, der Erlebnisse und des Motivationsgefüges eines »Du«, hier des Patienten.

Am Anfang jedes Verstehens geht der Kontext dem Verstehen voraus. Der jeweils spezifische Kontext wirkt als Referenz und als interpretativer Hintergrund, aber vor allem als ein Anlass, ein Appell an jemanden, der verstehen sollte und der in Konsonanz mit einem Kontext eine responsive Einstellung zeigt oder sie vermissen lässt. Daraus entsteht ein gegenseitiges Berührtwerden, das ausgedrückt wird in Gefühlsäußerungen, mitgeteilten Erlebensweisen und Motivationen; charakteristisch für diese Lesart des Verstehens ist, dass die Symbolisierungen attributiert werden, weil sie beim Anderen durch den Bund der gemeinsamen, letztlich transzendentalen Fähigkeit der »seelischen Transposition« als real gegeben erlebt werden.

Dieses allgemeine Schema kann entweder einen pathischen oder einen kognitiven Schwerpunkt aufweisen. Die kognitive Lesart ist formalisierend, das heißt, sie will die verstehende Projektion auf den Patienten als Zuschreibung verdichten und somit in die Nähe eines »psychologischen Erklärens« gelangen (s. Abbildung 10).

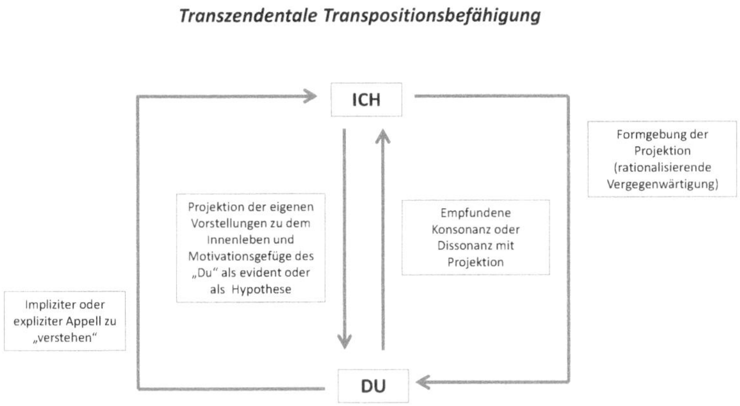

Abbildung 10: Interaktive Struktur des subjektiven Verstehens in seiner kognitiven Lesart

Wie in Abb. 9 bleiben die zentralen Annahmen (appellativer Anlass und die gemeinsame transzendentale Kategorie der Transpositionsbefähigung, das heißt des Sich-versetzen-Könnens) bestehen. Das rationale Moment wird darin ersichtlich, dass von Anbeginn eine rationale Interpretation als Projektion auf den Anderen erfolgt, und zwar als gesetzt oder als psychogenetische Hypothese, die interaktiv überprüft wird und schließlich in eine psychogenetische diagnostische Appräsentation, ebenfalls unidirektional, überführt wird.

Die pathische Interpretation des Schemas betont das einfühlende Verstehen als identifikatorisch in doppeltem Sinn: man erkennt die Innenwelt des Patienten so, wie sie tatsächlich bestellt ist, und man partizipiert in irgendeiner Weise an dieser Welt. Gestaltet sich die Identifikation in dieser Form, dann wäre die Partizipation logischerweise unidirektional, was in einer asymmetrischen Auffassung der therapeutischen Beziehung häufig paternalistisch als unidirektional-durchschauend aufgefasst wird (s. Abb. 11).

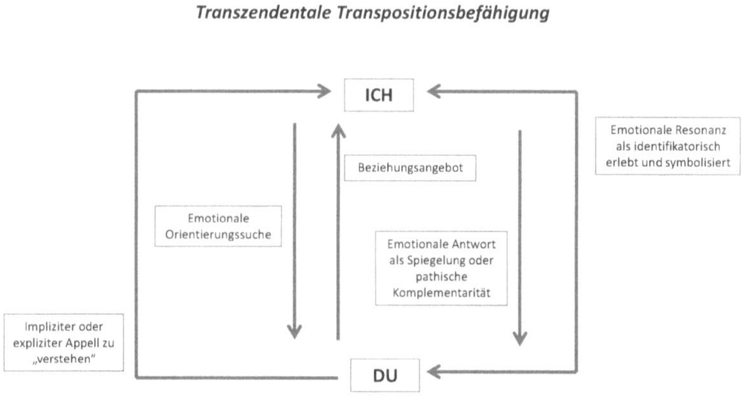

Abbildung 11: Interaktive Struktur des subjektiven Verstehens in seiner pathischen Lesart

Die zentralen Annahmen des appellativen Anlasses und der gemeinsamen transzendentalen Kategorie der Transpositionsbefähigung (des Sich-versetzen-Könnens) bleiben auch hier bestehen. Das pathische Moment wird darin ersichtlich, dass von Anbeginn eine emotionale Interaktion im Vordergrund steht. Der Verstehende fokussiert auf bei ihm aufkommende Emotionen und auf ausgedrückte Emotionen des Gegenübers, woraus ein Beziehungsangebot hervorgeht. Es entsteht eine emotionale Reaktions- und Gegenreaktionsdynamik, die in ihrer Qualität und Generalisierbarkeit als klinische Hypothese aufgestellt wird. Daher ist im Idealfall die Appräsentation bidirektional, zumindest deshalb, weil die jeweiligen emotionalen Resonanzen bei »mir« und bei »dir« berücksichtigt werden. Aus der Tiefenpsychologie ist die Übertragungs- und Gegenübertragungs-Komplementarität als Ausdruck eines inneren

Beziehungsmusters bekannt, wobei eine einseitige Vergegenwärtigung auch hier propositionalen Gehalt bekommt.

Der Zweck einfühlenden Verstehens besteht darin, den *Sinn* von Verhalten oder Erleben des Patienten durch Hineinversetzen zu erfassen. In romanischen Sprachen wird »Sinn« mit »Richtung« übersetzt (beispielsweise im Französischen »sens« als »Sinn« und »Bedeutung«, aber auch als »Richtung«), also vergleichbar mit der Funktion eines Pfeils bzw. Vektors, der eine Richtung aufzeigt. Ein Verhalten, eine mikrosoziale Begebenheit, eine kulturelle Aufarbeitung oder ein individueller Ausdruck können nur kontextuell, das heißt innerhalb eines *richtunggebenden* sozialen Kodex, eines historischen Kontextes, einer Biographie oder einer Persönlichkeitsorganisation gedeutet werden. »Deuten« bedeutet im Deutschen, eine Richtung aufzuzeigen, auf etwas »hindeuten«, die erhellenden Hintergründe als »sinngestaltend«, als kohärent und nachvollziehbar aufzufassen. Was verleiht aber in der Psychiatrie und Psychotherapie »Sinn«? Die traditionelle Antwort verweist auf die *Innerlichkeit,* was bedeutet: auf Motivationen, Überzeugungen, Wertgefüge und biographisch gewachsene Dispositionen. Diese Innerlichkeit wird durch die »empathische Operation« des Verstehens personaler Beweggründe erfasst, durch einfühlendes Sichannähern in einer *pathischen Bewegung* hin zum personalen Erleben.

Diese Einstellung hat seit Mitte des 19. Jahrhunderts die geisteswissenschaftliche Methode des Verstehens geprägt, als ein erkenntnistheoretischer Weg des Sichhineinversetzens in die Individualität des Anderen unter Berücksichtigung kontextueller Bedingungen. Dabei gelte es stets zu erkennen, wann die *Grenze des einfühlend Verständlichen* erreicht ist. Faktisch bewirkt diese Methoden-Dichotomisierung eine unnötige kategorische wissenschaftstheoretische Spaltung für die Psychiatrie, die einer übergeordneten logisch-integrierenden Herangehensweise im Wege steht. Jaspers erkannte aber, dass es nicht nur individuelle Erlebnisse gibt, die einfühlend erfasst werden können, sondern auch überindividuelle Erlebensmuster; daher ging er davon aus, dass es auch begrenzte übergeordnete Kategorien geben müsse, die gesetzt seien, was bedeutet, dass sie nicht durch induktive Forschung gewonnen werden können, sondern idealtypisch als Sinngebilde stehen müssten und somit eine überindividuelle Seinsweise darstellen. Die individuellen psychologisch und psychopathologisch relevanten Verhaltens- und Ausdrucksweisen wären demnach personale Realisierungen von diesen supraindividuellen, man könnte sagen »metaphysisch-anthropologischen« Verknüpfungen oder Sinndimensionen des Menschseins. Neben dem Verstehen als »Einfühlen«, wie Seelisches (»Psychisches«) aus Seelischem (»Psychischem«) tatsächlich *hervorgeht* (»genetisches Verstehen«), definierte Jaspers auch andere Weisen von »Verstehen«, die näher an der philosophischen Hermeneutik liegen (Erhellen von überpersonalen Bedeutungen, materielle und interpersonelle Darstellungen von durch Kulturen latent transportierten Bedeutungsgestaltungen und Bedeutungssymbolisierungen wie etwa »rationales Verstehen«, »geistiges Verstehen« und »metaphysisches Verstehen«). Das einfühlende Verstehen kann vom Ergebnis her als die Herausarbeitung des »subjektiven Sinns« aufgefasst werden; daher sprach Jaspers von einem »genetischen Verstehen« (wie ein Verhalten aus personalen Dispositionen heraus – eben *genetisch* – verstanden, also »psychologisch erklärt« werden kann). Zugleich ging er von allgemeinen Kategorien aus, die, einmal bei dem Patienten identifiziert, zu einer Zuordnung führen würden. Dieser Abgleich kommt einem diagnostischen Prozess gleich: Zunehmende Indizien erlauben es, empirische Zusammenhänge einem Idealtypus zuzuordnen – was den diagnostischen Pfad ausmacht; der Abgleich des Partikularen mit dem Allgemeinen würde wiederum die idiosynkratischen Unterschiede zwischen dem Partikularen und dem Allgemeinen offenlegen und der explanatorischen Diskussion übergeben; das Abweichende wäre ein objektiver »Rest«, der erklärungsbedürftig bliebe.

5.2.3. Die Herausarbeitung von transsubjektiven Sinnstrukturen und die »objektive Hermeneutik«

Für die Philosophie haben Schleiermacher und Dilthey einen interpretativen Weg der Objektivierungen des Geistes – als das Individuelle in sich aufhebend – begründet (Brücher 2012; Brücher 2019). Nicht, was ein Patient im Verborgenen idiosynkratisch denkt, fühlt und erleidet, ist Gegenstand des Verstehens, sondern wie er dieses Denken, Handeln und Fühlen zum Ausdruck bringt, denn darin verwirklicht sich eine Vielzahl von Mustern. Durch den »Ausdruck« des Patienten realisieren sich diese Muster, werden also objektiviert. Diese Muster sind als Strukturen supraindividuell, in der Natur wie in den kulturellen Konventionen des Menschen verankert, drücken sich aber in einer persönlichen Weise – vermittelt durch spezifische Kontingenzen – aus. Der Einzelfall (beispielsweise eine Verhaltenssequenz einer bestimmten Person unter bestimmten Umständen) ist Träger übergeordneter Kategorien, so beispielsweise das interpersonelle Verhalten einer Person, die an einer Depression erkrankt ist. Damit wird die Depression primär in Interaktionsmustern, Körperhaltung und Sprache erfasst, das heißt in kulturell geteilten Ausdrucksbedeutungen, die durch einen Bericht über das Erleben in der Erste-Person-Perspektive unterstrichen werden. Die objektive Hermeneutik setzt genau auf die in Kontexten stattfindenden kulturell bedeutungsvollen Ausdrucksformen und konstruiert daraus den »Sinn« dieser Ausdrucksformen. »Sinn« wäre demnach die semantische Kristallisierung eines interpersonell relevanten Geschehnisses aus kontextuellen Bedingungen heraus. Dieser »Sinn« wird vor dem Hintergrund eines semantisch relevanten Kontextes rekonstruiert: die Objektivierung wird einer Interpretation unterzogen.

Die hermeneutische Herangehensweise an das »Verstehen« ergibt, dass »Sinn«, so schwer dieser Begriff zu definieren sein mag, die primäre Zielgröße des Verstehens darstellt: »Verstehen« wäre demnach die Herausarbeitung des Sinnes, aber nicht spekulativ, sondern stets den Bezug zu den empirischen Begebenheiten einhaltend. »Erklären« wäre nach der Hermeneutik ein Sonderfall des Verstehens, da »Erklärung« nur in einem bestimmten Kontext einen Sinn herzustellen vermag. Die Reduktion auf eine primäre, grundlegendere Kategorie wie »Sinn« wird auch am Beispiel von *Kausalität* und *Zweck* sichtbar: Die Verbindung zwischen Ereigniskategorien, die naturgegeben sind und in mathematischen Relationen (physikalischen Gesetzmäßigkeiten) zum Ausdruck gebracht werden, kann ebenfalls dahingehend reinterpretiert werden, als sie dem Modell der *Hervorbringung* folgt, was bedeutet, dass eine *Handlung in Gang zu setzen* neue Ereignisse hervorbringt. Zweck und Kausalität werden insofern durch den Begriff der »Hervorbringung« verbunden, als in der Handlungstheorie eine Aktion durch einen Zweck angestoßen wird und dieser Zweck wiederum auf eine Intention zurückzuführen ist; das Handlungsergebnis wird sowohl durch diese Intention als auch durch die Handlungssequenz als kausal relevant für ein Handlungsergebnis erklärt.

Betrachtet man die zentrale Bedeutung der *subjektiven Hermeneutik* – der diagnostischen Einfühlung in die pathische Innenwelt des Patienten und in die personale Motivationslage, um das psychopathologisch relevante Erleben nachzuvollziehen –, erscheint die *objektive Hermeneutik* als kühl und dem Wahrhaftigen fern, weil vom Mitfühlen des Leidens einer realen Person abgesehen wird. Daher gilt es, eine *Dialektik* zwischen der subjektiven und der objektiven Hermeneutik zu entwickeln, sozusagen zwischen der *Erste-* und der *Dritte-Person-Perspektive*. Die Hauptquelle für eine objektive Hermeneutik, das heißt für die Rekonstruktion des »Gesagten« oder »Ausgedrückten« in einem interindividuell relevanten Kontext anhand geteilter sozialer und kultureller Codices ist die Hermeneutik von Schleiermacher. Er unterscheidet zwischen einer *grammatischen* oder supraindividuellen und einer *psychologischen* oder subjektiven Dimension der Auslegung, wie von Brücher differenziert ausgearbeitet, um die Bedeutung der objektiven Hermeneutik für die Psychiatrie darzulegen (Brücher 2019). Die Psychotherapie versucht sich dem Modell der objektiven Hermeneutik – beispielsweise in der sogenannten »Biographiearbeit« – anzunähern: der biographische Ansatz, welcher den »Sinn« bestimmter Lebensfaktizitäten (ein Verständlichwerden von sinnhaften Zusammenhängen) für aktuelle oder repetitive Ereignisse aus dem sinngenerierenden Kontext des Gewordenseins (»gelebtes Leben«) oder des Nicht-Zustandegekommenen (»ungelebtes Leben«) herauszuarbeiten anstrebt. Es wird bei der biographischen Hermeneutik davon ausgegangen, dass sich objektive Kategorien (beispielsweise Schulbildung, Emanzipation, Autonomie, Partnerschaft, Besitz, Leistung, Elternschaft oder Verzicht) als allen Menschen gemeinsam (als *anthropologische Sachverhalte*) in jeder einzelnen Person einzigartig realisieren. Somit ist in der Biographiearbeit die Dialektik zwischen objektiver und subjektiver Hermeneutik besonders einleuchtend und auch fruchtbar für eine einsichtsfokussierte Aufarbeitungsleistung.

Vor der Ausarbeitung der Kernideen einer objektiven Hermeneutik lohnt ein historischer Rückblick auf die Analyse von »Verstehen« durch Ludwig Binswanger, der sich mit einfühlenden und sinnkategorisierenden Ansätzen bereits 1927 differenziert auseinandergesetzt und vom hermeneutischen Ansatz für die Psychiatrie Abstand genommen hatte (Binswanger 1927). Psychologisches Verstehen ist für Binswanger jenseits von Einfühlen und Nacherleben angesiedelt. Statt Einfühlen und Nacherleben sollten Verhalten und Erleben als teleologisch durch rationales Erfassen von motivationalen Zusammenhängen aufgefasst werden, die erst erklärt werden, wenn sie als sinnvoll bzw. adäquat erscheinen. Hierzu hat Binswanger 21

Thesen verfasst; auf die Thesen 5, 8 und 11 soll hier Bezug genommen werden: »5. Psychologisch verstanden wird ein Erlebnis nicht in seinem realen Sein oder Vollzug, sondern in seinem intentionalen Sinn oder Gehalt. […] 8. Im Nacherleben stellen wir fest, daß eine Person zu einem Erlebnis auf Grund des Gehaltes eines andern, eben des motivierenden Erlebnisses, bestimmt wurde; im Verstehen erfassen wir dieses Bestimmtwerden in einer *idealen* Beziehung, nämlich im Hinblick auf seine Übereinstimmung mit einer apriorischen oder idealen Vernunftgesetzlichkeit. […] 11. Im psychologischen Verstehen können wir also reale Erlebnisse realer Einzelpersonen erfassen, zwar nicht in ihrem Sein, wohl aber in ihrem Sinn, d. h. eben in ihrem *sinnvollen* Hervorgehen ‚innerhalb' einer konkreten Person« (Binswanger 1927, Hervorheb. i. O.). Somit können neben dem *idealtypischen rationalen Verstehen* als Zuordnung zu transsubjektiven sinnhaften Zusammenhängen noch zwei weitere Lesarten von psychologischem, personenbezogenem Verstehen differenziert werden: das *psychologische Verstehen als Hineinversetzen und Nacherleben*; und das *Verstehen des sinnvollen Sichergebens* einer Handlung, Reaktion oder Einstellung aus ihrer *Angemessenheit in Bezug zu einem bestimmten, aktuellen Motiv* bei einem konkreten Menschen. Diese Lesarten von psychologischem Verstehen ergeben in ihrer Kombination die für das klinische Handeln so unerlässliche »empathische Haltung« als eine Art erspürter Angemessenheit von Handlungen und Erlebnissen in Bezug auf dispositionelle oder gegenwärtige Motive; nur in einem zweiten Schritt wäre die Rede von teleologischem Verstehen nach motivierten Intentionen im Sinne eines psychologischen Erklärens sinnvoll. Die Distanzierung vom psychologisch-einfühlenden Verstehen würde objektivierende Ansätze ermöglichen, wodurch die Intersubjektivität der Interpretation gewährleistet wäre.

Die Theorie einer subjektiven Hermeneutik wird von der Psychotherapie und von der Belletristik ausgearbeitet; die Theorie einer objektiven Hermeneutik vor allem von der Kulturanthropologie und der Soziologie; die Medizin – im vorliegenden Zusammenhang vertreten durch die Psychiatrie und Psychotherapie – ist zuständig für eine *Theorie der praxeologischen Umsetzung in klinischen Situationen*. Die objektive Hermeneutik ist im heutigen Diskurs eng verbunden mit der Theorie der qualitativen Forschung, die davon ausgeht, dass allgemeine Kategorien durch die Analyse des Individuellen auszumachen und zu systematisieren sind (Kraimer 2000; Flick 2016; Mayring 2010). Während die quantitative Sozialforschung und die psychologische Forschung im Sinne eines erkenntnistheoretischen Realismus Hypothesen testen und der Subsumtionslogik der Erklärung folgen, verhält sich die qualitative Forschung rekonstruierend im Sinne einer subjektivistischen oder sozialen Phänomenologie. Diese geht beschreibend und kategorisierend vor, um damit eine Sinnrekonstruktion von Phänomenen und Handlungen zu ermöglichen. Eine besondere Stellung nehmen die auf der logischen Methode der *Abduktion* und des *Symbolischen Interaktionismus* basierende »Gegenstandsbezogene Theoriebildung« (Grounded Theory) von Glaser und Strauss (1998) und vor allem die »Objektive Hermeneutik« von Ulrich Oevermann (Oevermann et al. 1979; Oevermann 2000) ein. Beide fokussieren nicht aus subjektiver Perspektive auf den *Fall*, sondern streben durch sequentielle Analyse von Handlungen und schrittweise Entscheidungen eine Generalisierung vom Einzelfall zu allgemeinen Kategorien an; das Allgemeine sei eine objektivierende Offenlegung der sich am Einzelfall realisierenden allgemeine Strukturen, die davor aus den *Fallanalysen* rekonstruiert wurden; dabei geht es nicht wie in quantitativen Analysen um die Repräsentativität der Daten, sondern um deren Authentizität (Kraimer 2000, S. 10). »Sinnverstehen« als *Rekonstruktion latenter Sinnstrukturen* basiert in der psychologischen und soziologischen Forschung auf der Theorie der »Fallrekonstruktion«. Kraimer definiert Merkmale, die allen Ansätzen für Fallrekonstruktionen gemeinsam sind: der nichtstandardisierte Zugriff auf das Forschungsmaterial, wodurch dieser Zugriff der Arteigenheit des Untersuchungsgegenstandes entspricht; der konsequente Fallbezug, der aus der unmittelbaren Konfrontation mit dem Fallmaterial resultiert; schließlich das sequentielle Vorgehen, das den Blick freigibt auf die Dialektik der Fallstruktur und der subjektiven Selbstsicht des zu rekonstruierenden Falles (Kraimer 2000, S. 46). Daraus ergibt sich die *Fallstrukturierungsgesetzlichkeit* in dialektischer Beziehung zur *Besonderheit des Einzelfalles.*

Oevermann unterscheidet zwischen Fallstudien, Fallbeschreibungen und Fallrekonstruktionen, Letztere als Methode der Erfassung von latenten (allgemeinen) Sinnstrukturen, die sich in den einzelnen Fällen realisieren. *Fallstudien* dienen der Illustration, Exemplifikation und Vermittlung komplexer Sachverhalte anhand der detaillierten Beschreibung eines Falles; in der Medizin kommt eine Fallstudie einer klinischen Kasuistik gleich. Eine *Fallbeschreibung* geht dahingehend über eine Fallstudie hinaus, dass der Fall einer der Subsumtionslogik folgenden Kategorie zugeordnet wird, etwa einer diagnostischen

Kategorie. In der Medizin meint »Fallbeschreibung« beispielsweise eine klinische Konferenz, eine supervisorische Analyse oder eine Morbiditätsbesprechung. Über die Fallbeschreibung hinaus gilt die Fallrekonstruktion als die Kernleistung der Methodik einer objektiven Hermeneutik. *Fallrekonstruktionen* »sind innerhalb der objektiven Hermeneutik der wesentliche Modus der Strukturgeneralisierung, einer Logik der Verallgemeinerung, zu der die empirische Generalisierung als ein Spezialfall kontrastiert« (Oevermann 2000, S. 58). »Rekonstruktion« meint im Gegensatz zu »Konstruktion«, dass die herausgearbeiteten Kategorien, Dimensionen, Grundthemen oder Strukturen tatsächlich existieren (in den jeweiligen Fällen konkretisiert) und nicht Produkt einer a priori Konstruktion sind. Die Logik der *objektiven Hermeneutik* kann in einer Abfolge von drei aufeinander aufbauenden Schritten beschrieben werden: Am Anfang steht eine *Sequenzanalyse* der Einzelschritte einer Handlungsabfolge; dann, auf der Basis der definierten Sequenzen, folgt eine *Fallrekonstruktion,* die drittens zu einer *abduktiven Strukturgeneralisierung* führt. Diesem logischen Prozess liegen zwei »elementare Parameter« zugrunde: die sequentielle Verknüpfung von *wohlgeformten Anschlussmöglichkeiten,* die sich aus bedeutungserzeugenden, algorithmisch operierenden Regeln ergeben; und die durch die Sequenzregeln eröffnete endliche Zahl von Entscheidungsmöglichkeiten der *konkreten Lebenspraxis,* die eingeschränkt werden durch ein *Ensemble von Dispositionsfaktoren* (Motivationen, Wertorientierungen, Einstellungen, Persönlichkeitsstile, unbewusste Wünsche und Bewusstseinsstrukturen). Diese individuellen Dispositionsfaktoren bilden eine kohärente und relativ stabile Struktur, die in der objektiven Hermeneutik »Fallstruktur« genannt wird und fallübergreifende Gesetzmäßigkeiten (biologisch, psychologisch, historisch, ökonomisch, kulturell) in sich aufnimmt. Die *elementaren Parameter* (sequentielle Verknüpfung von »wohlgeformten Anschlussmöglichkeiten« und die »Fallstruktur«) bedeuten Folgendes: Jeder menschliche Ausdruck, jedes menschliche Verhalten besteht aus einer Reihe von Momenten, die als konsekutive Verknüpfungen von Grund-Folge- (Grund)- Folge-(Grund) ... zu interpretieren sind. In einer konkreten Situation steht lediglich eine begrenzte Zahl von möglichen Folgen zur Verfügung und die Auswahl einer bestimmten Folge ist Grund für die Folgeoptionen, von denen nur eine zustande kommt. Oevermann meint mit »wohlgeformten Anschlussmöglichkeiten« das voraussehbare Spektrum an Folgemöglichkeiten aus einem bestimmten Grund. Die Wahrscheinlichkeit, bestimmte

Handlungen durchzuführen oder zu unterlassen, wird beeinflusst durch die *Dispositionsfaktoren*. Sie bilden die sogenannte »Fallstruktur«, die zugleich Allgemeines und Persönliches aufnimmt, das heißt, nicht nur das individuelle Sosein oder nur supraindividuelle Seinsannahmen, sondern beides zugleich. Oevermann möchte mit seinem Begriff der »Fallstrukturgesetzlichkeit« die neukantianische Unterscheidung zwischen der Gesetzlichkeit der Empirie und der verstehenden Rekonstruktivität des Individuellen und Einmaligen (sprich: nomothetische und idiographische Ansätze) überwinden. Er fasst diese Überwindungsdialektik folgendermaßen zusammen: »Fallstrukturen und Fallstrukturgesetzlichkeiten sind also keinesfalls mit Idiosynkrasien gleichzusetzen. Vielmehr erheben sie sowohl einen Anspruch auf Allgemeingültigkeit der in ihnen sich artikulierenden praktischen Vernunft und sind insofern mit den anderen Fallstrukturen bzw. Praxen in einem gemeinsamen Geltungsgrund verankert, als sie auch einen Anspruch auf Einzelartigkeit und Unverwechselbarkeit ihres Lebensentwurfs und ihres Bildungs- und Bewährungsprozesses darstellen. Fallstrukturen sind also Gebilde, die in einem dialektischen Zusammenhang tatsächlich ein Allgemeines und ein Besonderes zugleich der Art sind, dass darin beide Momente einander notwendig bedingen: ohne diese Allgemeinheit kein Besonderes und ohne diese *Besonderung* kein Allgemeines der praktischen Vernunft« (Oevermann 2000, S. 123–124, Hervorheb. i. O.). Die *Fallstrukturgesetzlichkeit* ergibt sich aus einer sequenzanalytischen Rekonstruktion eines Individualfalles anhand von Verknüpfungsannahmen, um danach durch Strukturgeneralisierung *Fallstrukturhypothesen* zu formulieren (in Abbildung 12 werden die Momente dieser sequentiellen Logik in einer Modellierung dargelegt).

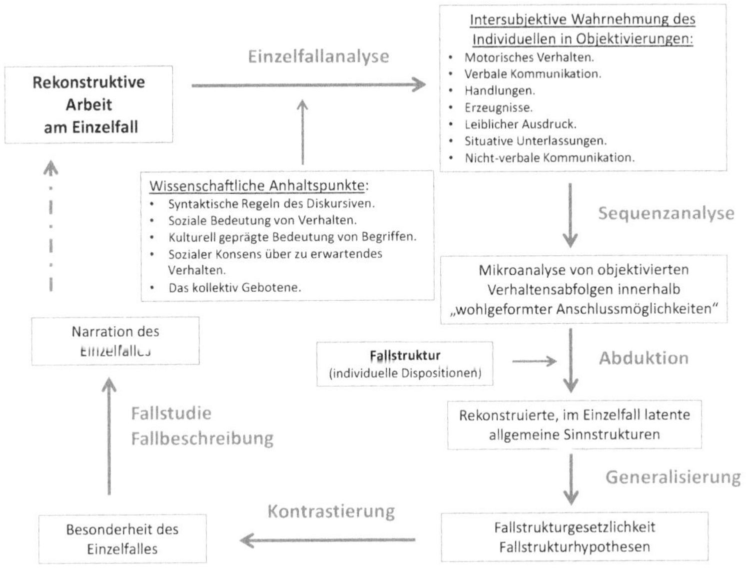

Abbildung 12: Logik der objektiven Hermeneutik auf Grundlage der Einzelfallanalyse (maßgeblich von Oevermann geprägt)

Qualitative Herangehensweisen an Einzelfälle im Sinne einer narrativen (Re-)Konstruktion des Individuellen sind beispielsweise Fallstudien und Fallbeschreibungen sowie klinische Kasuistiken. Die objektive Hermeneutik, als Untersuchung von allgemeinen Strukturen anhand eines Einzelfalles, bedient sich der Methode der Einzelfallanalyse. Ausgangspunkt ist die auf einen Zweck fokussierte systematische Erfassung von objektiven (interindividuell erfassten) Ausdrucksweisen eines Individuums, wie Verhalten, Handlungen und Aussagen in bestimmten Kontexten. Diese Information muss vor dem Hintergrund sozial und historisch gewachsener Bedeutungen für das Kollektiv, in welchem das Individuum eingebettet ist, interpretiert werden. Das empirische Material wird einer Sequenzanalyse unterzogen, das heißt einer Mikroanalyse der Verkettung von Einzelentscheidungen aus einem Spektrum von möglichen Entscheidungen, den sogenannten »wohlgeformten Anschlussmöglichkeiten«. Das Ergebnis der Analyse sollte unter Berücksichtigung von regelhaften Idiosynkrasien des Individuums (»Fallstruktur«) auf latente allgemeine Sinnstrukturen hin untersucht werden; dieser Schritt stellt eine abduktive logische Operation dar, die das Allgemeine im Einzelnen erhellt. Wiederum bezogen auf den Einzelfall, ermöglicht die Herausarbeitung von latenten Sinnstrukturen die Aufstellung einer Fallstrukturhypothese, die bei gesetzter Generalisierung zu einer Fallstrukturgesetzlichkeit erhoben wird. Eine Kontrastierung des gewonnenen Allgemeinen (latente Sinnstrukturen) mit dem Einzelfall lässt das Besondere am Einzelfall hervorheben. Eine idiographische Würdigung des Einzelfalles wäre sodann eine narrative Rekonstruktion unter Berücksichtigung von Sinnkategorien, etwa als Fallstudie oder Fallbeschreibung.

Oevermann wählt eine logisch-soziologische Sprache, wobei seine »latenten Strukturen« als dem Wesen des Menschen inhärente Grundstrukturen aufgefasst werden können. Damit ist gemeint, dass die Herausarbeitung von latenten Grundstrukturen letztlich eine *anthropologische Aufgabe* darstellt und diese Strukturen die Bedingungen der Möglichkeit zum Mensch-Sein darstellen. Die anthropologische Perspektive ist insofern der soziologischen übergeordnet, als sie umfassender angelegt ist und die soziale Dimension der Interpersonalität und der Sozialität umfasst sowie die der Objektivationen des Geistes in Geschichte, Wissenschaft, Kultur und in sozialen Bezügen. In der Psychologie, Medizin und Psychiatrie hat man über mehr als ein Jahrhundert an der subjektiven Hermeneutik festgehalten, um das Einmalige und Besondere im Individuellen zu würdigen: dass jeder Patient anders-einmalig ist und in seiner Idiosynkrasie klinisch *besondert* werden muss. Natürlich hat man dabei das Allgemeine aus der empirischen Psychologie, der Psychopathologie und vor allem der psychiatrischen Nosotaxie im Einzelnen erkundet und angewandt; allerdings deduktiv-subsumtionstheoretisch und abduktiv-rekonstruktiv nur in der klinischen Fallbeschreibung. Aus praxeologischer Perspektive scheint die genannte *methodologische Doppelung* schwer umsetzbar zu sein und es ist fraglich, ob man dem Patienten damit vollständig gerecht werden kann. Andererseits ist das Verstehen als Einfühlen ein zu vager Begriff, der ebenfalls mühsam zu definieren und vor allem schwer zu objektivieren ist. Oevermann bleibt diese Doppelung nicht verborgen, wenn er behauptet: »Der professionalisierte Experte muss diese beiden wissenschaftslogisch nicht zur Deckung zu bringenden Komponenten: die prinzipiell formalisierbare verallgemeinerte Problemlösung und die fallverstehende Rekonstruktion der Krisenkonstellation in sich vereinigen und beiden gleichermaßen gerecht werden« (Oevermann 2000, S. 152–153). Es bleibt eine Herausforderung, das Besondere als etwas, das nicht durch ein Hineinversetzen erfasst werden kann – weil es ein romantisches Ideal der therapeutischen Beziehung bleibt – im Allgemeinen aufgehen zu lassen und dann wiederzuerkennen. Ein Vorzug der objektiven Hermeneutik ist das Bemühen um Objektivierung des Psychischen in seiner Doppelheit als Individuelles und als Ausdruck des Allgemeinen (anthropologische Konstanten). Aber auch die Rekonstruktion von Handlungen und allgemein von allem, was menschlich in mikrosozialen Interaktionen geschieht, sollte aus einer internen Logik des empirischen Materials heraus und nicht durch Rekurs auf externale Kriterien erfolgen. Ein anderer Vorzug ist die Wende von der philosophischen Hermeneutik der Textkritik und der Sprache – ausgehend von einem Vorverständnis des grammatisch zum Ausdruck Gebrachten – hin zu einer internalen Rekonstruktion von empirischen Handlungssequenzen.

Man könnte abschließend behaupten, dass die objektive Hermeneutik die subjektive Hermeneutik *dekonstruiert*, um sie anschließend dialektisch zu *rekonstruieren*, aber nicht mehr als »Einfühlen«, sondern als eine »Fallstruktur«, die im Individuum allgemeine Dispositionskategorien kristallisieren lässt. Was bleibt sodann vom *Verstehen als humanistischer Intention,* dem Patienten in seiner Innerlichkeit näher zu kommen, um einen klinisch relevanten Ausdruck (wie Bekundungen, Haltungen und Handlungen) unter Rekurs auf das Individuelle nachvollziehen zu können? Es bleibt die *Sensibilität für die Welt des Patienten,* nicht ausgedrückt durch eine Operation des Erfassens seines Erlebens und seiner Motivationen, sondern durch eine *mittelbare Symbolisierung* (Mentalisierung) und besonders durch die *Haltung der Hinwendung, der Partizipation und des Anschließenwollens, ohne sich den Patienten prinzipiell interpretierend aneignen zu wollen.*

5.3. »Verstehen« als Verständigungsbereitschaft

Diese Dimension wird im Gegensatz zu den zwei vorherigen nicht erkenntnistheoretisch, sondern anthropologisch aufgefasst, da ihr das Sicheinlassen zweier Menschen innerhalb der klinischen Begegnung zugrunde liegt. Es handelt sich um eine Haltung der *Zuwendung,* die durch »Empathie« seitens des Helfenden und »Rezeptivität« seitens des Patienten geprägt ist und in *Wechselwirkung* zum Ausdruck kommen sollte: Durch interaktive Resonanz wird der Helfende ebenfalls rezeptiv und der Patient versucht sich seinerseits einzulassen, auch wenn dies nur in Form einer »doppelten Buchführung« geschieht. Diese Anschlussfähigkeit, die von *Authentizität* und *Vertrauen* getragen wird, kommt bidirektional als *Bemühung um Verständigung* zustande.

Das primäre hermeneutische Ziel des Verstehens ist das progressive Nachvollziehen der Bedeutungen von Erlebnissen, Überzeugungen, emotionalen Reaktionen, Kognitionen und Verhaltensweisen des Patienten unter Berücksichtigung biographischer und aktueller Kontextbedingungen, um eine empirisch begründete, konsensfähige Objektivation zu gestalten.

In den ersten zwei dargestellten Lesarten steht das *Paradigma des Unverständlichen*, demnach das Unverständliche entschlüsselt werden soll, im Vordergrund. In der dritten Lesart ist die *Verständigung* maßgebend – nicht das entschlüsselnde Verstehen; daher kann rational Unverständliches auch stehen gelassen werden. Ist diese attributive Operation der diagnostischen Zuordnung durch individual-psychogenetische und/oder typologisch-sinnbezogene Rekonstruktion nicht rational erreichbar, ohne in Spekulationen und Ad-hoc-Metaphern zu verfallen, muss von einer Unverständlichkeit (»Irrationalität«) des klinisch Gegebenen ausgegangen werden und nicht nur von einem provisorischen Unverständnis. An dieser Stelle drängt sich eine Haltung des *Annehmens von fremdartigen Erlebenswelten* auf, die nicht *erschlossen*, sondern *gewürdigt* werden sollten. Diese Lesart von Verstehen verweist auf eine *moralische Disposition* und wird somit für die Psychiatrie und Psychotherapie unserer Zeit zu einem *schwachen erkenntnistheoretischen* und zu einem *starken medizinanthropologischen Kriterium* (Valdés-Stauber 2018, Teil 2). Die Anerkennung der Fremdheit des Anderen und die Notwendigkeit des dialogischen Aufgehens (bis hin zu einem »alterologischen« Stehenlassen im Sinne Dörners) sind Ausgangspunkte für Giovanni Maio im hier argumentierten Sinne, »Verstehen« weniger als »Entschlüsselung« als vielmehr als »Haltung« zu bewerten: »Ohne dieses Gefühl, sich verstanden zu wissen, wird man vor allem als kranker Mensch weder zu einer Selbstbejahung gelangen noch Vertrauen empfinden oder gar hoffen können, weil all diese Werte gemeinschaftsorientierte Werte sind, die im solipsistischen Zurückgeworfensein auf sich selbst nicht gedeihen können […] Es geht somit beim Verstehen nicht um formale Ableitungen, sondern um die Bereitschaft, sich von der unverwechselbaren Geschichte des Anderen ansprechen zu lassen, und das gelingt nur, wenn man die Andersheit des Anderen anerkennt« (Maio 2015, S. 166 und 173).

Blankenburg hat diese Wende als einen Übergang vom *Verstehen* zur *Verständigung* gedeutet (Blankenburg 1984). »Verständigung« ist nicht ein primäres *Sich-verstehen-auf*, wie Heidegger in seiner Fundamentalontologie behauptet, sondern medizinanthropologisch eine *Bereitschaft des Sicheinlassens,* ohne die gebotene Distanz in einem nivellierenden Fusionieren aufzugeben. Heidegger fasst das *Verstehen* und die *Gestimmtheit* – beides »Existenzialien« (grundlegende Strukturen des menschlichen Seins) – als ursprünglich auf, zu denen sich andere Akte des Erfassens wie Erklären, Denken und sogar die phänomenologische »Anschauung« Husserls als *Derivate des Verstehens* verhalten; das Verstehen sei als Existenzial im Modus der sorgenden Umsicht *Verständigkeit* (Heidegger 2006, S. 147). Die *ontologische* (ihr Sein meinende) Auffassung des Verstehens als *Verständigkeit* ist strikt zu trennen von der *ontischen* (als in der unmittelbaren, alltäglichen Welt gegebenen) Auffassung des Verstehens als *Verständigung,* wie sie sich in der Arzt-Patient-Beziehung realisiert. »Verstehen« ist somit nicht nur eine *Operation,* sondern auch eine *Haltung.* Als solche hat sie auch eine sittliche Tragweite und setzt eine entsprechende *Bereitschaft* zu dieser von Ungewissheit geprägten Herausforderung in der Begegnung mit dem psychisch kranken Menschen voraus. Diese Haltung, die einer ontischen Konfrontation mit der klinischen Herausforderung entspringt, dem Leiden eine Antwort geben zu müssen, ist strikt von einem universalhermeneutischen Modell von Sein, Sinn, Wahrheit und Sprache zu unterscheiden; denn der Patient ist angewiesen auf eine unmittelbare, von einem verlässlichen Gegenüber getragenen Antwort und nicht auf einen sprachlich vermittelten abstrakten Sinn, eingebettet in der Zirkellogik der Auslegung. Die philosophische Hermeneutik verfehlt die realen Bedürfnisse der Medizin, da die Hermeneutik sich eher dem allgemeinen Sinn jedes einzelnen Ausdrucks und des Gesagten zuwendet, während die in der Medizin Tätigen sich leidenden Individuen in ihren persönlichen Lebenswelten widmen und für das medizinische Wirken durch die leibliche Präsenz getragene persönliche Sinnmomente berücksichtigen müssen; dieser Kontrast wird in einem Text von Gadamer ersichtlich: »Das Verstehen findet dann freilich nicht in einer technischen Virtuosität des *Verstehens* von allem und jedem Geschriebenen Genüge. Es ist vielmehr echte Erfahrung, d. h. Begegnung mit etwas, das sich als Wahrheit geltend macht […] Wir erinnern daran, dass verstehen, was einer sagt, keine Einfühlungsleistung ist, die das Seelenleben des Redenden errät. Gewiss gehört zu allem Verstehen, dass das Ausgesprochene durch okkasionelle Sinnergänzung seine Bestimmtheit gewinnt. Aber diese Bestimmtheit durch die Situation und den Zusammenhang, die eine Rede zur Totalität des Sinnes ergänzt und das Gesagte erst gesagt sein lässt, kommt nicht dem Sprechenden, sondern dem Ausgesprochenen zu« (Gadamer 1990, S. 492–493, Hervorheb. i. O.). In der Medizin geht es aber um die Lebenswelt des »Sprechenden« – des Patienten als leidende Person im Daseinsmodus des Erkranktseins. Die *Haltung des Sich-einlassen-Wollens* und der *Verständigungsbereitschaft* ist – jenseits einer anthropologischen Lesart von »Verstehen« – die grundlegende Haltung in der klinischen Begegnung: Voraussetzung und Ziel zugleich. Ein Nichtzustandekommen von Verständigung bei gebotener Sorge verlangt nach einer Berechtigung für die *substitutive Handlung,* wie sie im psychiatrischen Alltag häufig unausweichlich wird (Valdés-Stauber 2018, Teil 2).

6. Karl Jaspers: Dichotome Auffassung von Verstehen und das Unverständlichkeitstheorem als Demarkationskriterium

Jaspers übernahm die Verstehen-Erklären-Debatte aus der Philosophie und Soziologie seiner Zeit und übertrug sie auf die Psychiatrie als relevantes epistemisches Instrument für den Aufbau einer psychopathologischen Systematik. Die eingangs vorgeschlagenen drei Lesarten von »Verstehen« werden von Jaspers folgendermaßen bezeichnet: *Genetisches Verstehen* durch Einfühlung; *rationales Verstehen* als objektivierendes Verstehen, so im psychologischen und im kausalen Erklären; *metaphysisches Verstehen* in Form von existentieller Kommunikation in der Arzt-Patient-Beziehung. Für die Psychopathologie hat Jaspers, ausgehend von der Phänomenologie, spezifisch psychiatrisches »statisches Verstehen« ausgearbeitet. »Statisches Verstehen« ist deskriptiv angelegt und dient der Erhebung eines sachlichen psychopathologischen Befundes: das Erfassen psychopathologischer Phänomene bei einem Patienten durch Beschreiben und Benennen des Vorgetragenen und des Verhaltens in Kontexten nach übergeordneten psychopathologischen Kategorien, wodurch Abgrenzungen dieser Kategorien untereinander möglich werden, die zu einem späteren Zeitpunkt in einer vorläufigen Diagnose nosotaxisch zur Verdichtung gelangen.

Jaspers verwies auf die Grenzen des genetischen Verstehens als Erfassen von Zusammenhängen *von innen*. Entziehen sich psychopathologische Phänomene einem plausiblen genetischen Verstehen, sollte eine Objektivierung von Verknüpfungen *von außen* in Betracht gezogen werden; somit würden psychopathologisch relevante Phänomene nicht mehr genetisch verstanden, sondern naturwissenschaftlich kausal erklärt. Ausgangspunkt der jaspersschen Wissenschaftstheorie, die er bereits in seinem Aufsatz *Die phänomenologische Forschungsrichtung in der Psychopathologie* skizziert hatte (Jaspers 1912), ist die Unterscheidung zwischen *subjektiven* und *objektiven* Symptomen. Jaspers verwendet den Begriff *Verstehen* in Gegensatzpaaren: phänomenologisches Verstehen vs. Ausdrucksverstehen; genetisches Verstehen vs. statisches Verstehen und Erklären; rationales vs. einfühlendes Verstehen. In diesen unterschiedlichen Auffassungen von *Verstehen* sind Einflüsse des Historismus (Johann Gustav Droysen, Wilhelm Windelband, Wilhelm Dilthey, Eduard Spranger, Heinrich Rickert), der Soziologie (Georg Simmel, Max Weber), der philosophischen Phänomenologie (Edmund Husserl) sowie der Hermeneutik (Wilhelm Dilthey) erkennbar. Jaspers fügt seiner Existenzphilosophie das »geistige Verstehen« (vermutlich unter dem Einfluss der Hermeneutik von Dilthey) und besonders das »existentielle« und das »metaphysische« Verstehen als wesentliche Begriffe hinzu (Jaspers 1973, S. 255–260). Methodisch konnte sich Jaspers nicht festlegen und hielt stets an der Bedeutung des *Sichhineinversetzens* fest, zugleich aber bemerkte er die Notwendigkeit, diese subjektive Stufe im Sinne einer Wissenschaft (sprich: intersubjektiv überprüfbar) zu überwinden, besonders das »rationale« und das »geistige« Verstehen, die in der Nähe der Zweckrationalität von Weber und des »irrealen Seins« von Idealtypen anzusiedeln sind. Das »existentielle« und das »metaphysische« Verstehen überließ Jaspers der Philosophie, zumal sich diese mit *Totalitäten* und nicht mit empirischen Tatbeständen befasse (Valdés-Stauber 2017).

Jaspers hat eine Fülle von Dichotomien zwischen Philosophie und Psychiatrie sowie innerhalb beider Wissensbereiche vorgeschlagen, die von Bedeutung zum Verständnis seiner Wissenschaftstheorie sind (s. Tabelle 4).

I. Philosophische Dichotomien bei Jaspers	
Empirische Wissenschaften	Philosophie
Weltsein	Menschsein
Dasein	Existenz
Tatsächlichkeit der Natur	Einmaligkeit der Existenz
Gegenstand	Phänomen
Gegenständlich Seiendes	Umfassende Totalität

II. Wissenschaftstheoretische Dichotomien bei Jaspers	
Mannigfaltigkeit der Methoden	Idee des Ganzen
Methodenpartikularismus	Methodenkomplementarität
Erfassen und Erkennen	Erhellen
Verstehen und Erklären	Beschreiben
Analyse	Anschauung
Erklären	Verstehen
Verstehbarkeit	Unverstehbarkeit
III. Psychopathologische Dichotomien bei Jaspers	
Objektive Symptome	Subjektive Symptome
Prozess	Entwicklung
Schub	Krise
Echte Wahnideen	Wahnhafte Ideen
IV. Verstehensdichotomien bei Jaspers	
Psychologisches Verstehen	Umfassendes Verstehen (geistiges, existentielles, metaphysisches Verstehen)
Statisches Verstehen	Genetisches Verstehen
Phänomenologisches Verstehen	Anschauungsverstehen
Rationales Verstehen	Einfühlendes Verstehen
Verstehen	Deuten

Tabelle 4: Wesentliche Begriffe der Philosophie Jaspers' innerhalb dichotomer Spannungsfelder

Jaspers hat wesentliche Aspekte seiner Philosophie in Form von Dichotomien dargestellt, die vornehmlich seiner Metaphysik der Existenz als Argumentationsinstrumentarium dienen sollten, so die Unterscheidung zwischen Dasein und Existenz, gegenständlich Seiendem und umfassender Totalität, psychologischem und existentiellem Verstehen, Erklären und Erhellen, Situation und Grenzsituation oder die antinomische Struktur des Daseins. Diese Argumentation anhand von Dichotomien hat Jaspers auch für die Psychiatrie angewandt, besonders die Begriffspaare Verstehen und Erklären, Prozess und Entwicklung sowie statisches und genetisches Verstehen. (Tabelle mit leichten Modifikationen aus: Valdés-Stauber 2017)

6.1. Philosophische Einflüsse auf das Verstehen in der jasperschen Psychopathologie

Wenngleich heute der Begriff »Phänomenologie« allgegenwärtig geworden ist, war vor einem Jahrhundert die Bedeutung, mit der Jaspers diesen philosophischen Ansatz in die Medizin einführte, gewissermaßen revolutionär. Zwei bedeutende Philosophen, auf die sich Jaspers selbst sehr kurz in einer Fußnote bezieht, hatten den Begriff vor ihm, jedoch unter anderer Bedeutung, verwendet: Hegel sprach von Phänomenologie in einem umfassenden Sinne, als ob Phänomene die geistige Aktivität selbst, wie auch ihre Produkte, in einer unerschöpflichen dialektischen Generativität darstellten und sich einem absoluten Bewusstsein in personaler und transpersonaler Hinsicht sowie in zeitlicher Progression (Historizität) vergegenwärtigen würden (vgl. Hegel 1988, S. 164–239; Hegel 1986, § 112–159 und § 553–577). Husserl bemühte sich ein Jahrhundert später darum, den Begriff des Bewusstseins von aprioristisch gesetzten absoluten Eigenschaften zu befreien, ohne die idealistische Ontologie zu verlassen (Husserl 2009). Im Laufe seines fruchtbaren Denkweges bewegte sich Husserl bedauerlicherweise immer weiter weg von einer Verfeinerung in der Beschreibung des Seelenlebens und der Begründung der Bewusstseinsinhalte hin zu einem rein ontologischen Idealismus, sodass sich seine Phänomenologie am Ende nicht mehr mit einer Schärfung in der Beschreibung der Bewusstseinsinhalte befasste, sondern mit einer platonischen »Wesensschau« (Husserl 1995). Neben dem ausschlaggebenden Einfluss von Husserl, hatten auch der lebensphilosophische Vitalismus Nietzsches, der Existenz-Begriff Kierkegaards und die aufklärerische Ethik Kants auf Jaspers' Auffassung von der menschlichen Existenz als radikal auf Freiheit ausgerichtet einen wichtigen Einfluss (Bormuth 2014); darüber hinaus beeinflusste sein methodologisches Denken die verstehende Psychologie und die verstehende (qualitative) Soziologie (Glatzel 1978, S. 145 – 153; Dilthey 1910/1997; Weber 1922/1998; Simmel 1918/1999).

6.1.1. Der Einfluss der husserlschen Phänomenologie

Jaspers verwendet die phänomenologische Methode Husserls aus dessen *Logische Untersuchungen*, jedoch mit zwei Unterschieden: Zum einen bezieht er sich nicht nur auf Sachverhalte im Allgemeinen, sondern auch auf das fremdseelische Erleben psychisch erkrankter Menschen im Besonderen; zum anderen bezieht er sich anstatt auf das unmittelbar Gegebene in der lebensweltlichen Erfahrung auf die Erfassung (»Vergegenwärtigung«) von etwas Mittelbarem (das Erleben des Patienten). Die Überbrückung dieser Mittelbarkeit verweist auf das Problem der erkenntnistheoretischen Legitimation von Aussagen über das fremdseelische Erleben. Jaspers löst das Problem dieser erkenntnistheoretischen Legitimation, indem er zunächst im Sinne des Historismus annimmt, dass die Vergegenwärtigung des Erlebens des Patienten durch einen empathischen Prozess des Sichhineinversetzens erfolgen soll, in der Terminologie Husserls durch »Appräsentation« (Valdés-Stauber 2017). In der Folge stellt sich die Frage, ob die so vergegenwärtigten Fremderlebnisse, die bei Gesunden nachvollziehbar wären, bei dem psychisch erkrankten Menschen verstehbar werden oder unverständlich bleiben. »Verstehbar« beruht einerseits auf *Sinnhaftigkeit*, andererseits auf *Ableitbarkeit* von anderen seelischen Erlebnissen. Jaspers fällt an dieser Stelle eine gewagte methodologische Entscheidung: Seien die Erlebnisinhalte verstehbar, handele es sich um eine »seelische Entwicklung« oder um einen aus der Affektivität heraus verstehbaren Wahn (»wahnhafte Ideen«), die der Methode des genetischen Verstehens zugänglich seien; seien die Erlebnisinhalte nicht verstehbar, stünden wir vor bizarren Erlebnissen, die auf einen »seelischen Prozess« hinweisen, der nun mit der Methode des naturwissenschaftlichen Erklärens angegangen werden sollte. Die Grenze des Verstehens öffne demnach dem Ansatz des Erklärens die Tür, als ob sie sich den Staffelstab überreichen würden (Valdés-Stauber 2017).

Blankenburg verortet Jaspers' deskriptive Phänomenologie zwischen der »vorphänomenologischen« Bedeutung als beobachtbares Faktum, das zuweilen in einem akzentuierten Sinne wahrgenommen wird, und der »eidetischen« (anschaubare Sachverhalte durch Reduktion) sowie der »konstitutionsphänomenologischen« Position Husserls. Dieser hatte eine intellektuelle Entwicklung von deskriptiv-psychologischen Ansätzen im Sinne Brentanos über die eidetische Phänomenologie und die transzendentale Egologie zur Lebensweltphänomenologie durchlaufen (Blankenburg 1991), wobei nur die ersten Positionen einen Einfluss auf Jaspers' Begründung der klinischen Phänomenologie ausübten. Der Ausgangspunkt von Husserls Philosophie ist die Unterscheidung zwischen der Lebenswelt und der phänomenologischen Welt, weil hier dem Gegenüber Innerlichkeit unterstellt wird, die nicht direkt erfahrbar ist. Diese Unterscheidung kann in zwei logischen Strängen dargestellt werden (s. Abbildung 13).

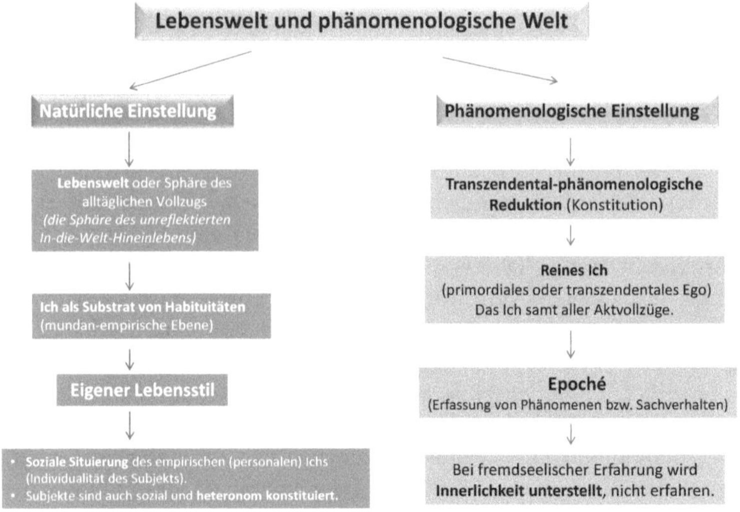

Abbildung 13: Die Unterscheidung zwischen Lebenswelt und phänomenologischer Welt bei Husserl

Im Wesentlichen geht es um die Unterscheidung zwischen der Alltagswelt der präreflexiven Selbstverständlichkeiten und der reflexiven Welt des Sachverhaltes, des Wesentlichen, welches über eine besondere Leistung des Bewusstseins erkannt wird. Die phänomenologische Reduktion lässt die Behauptung zu, dass analog zur eigenen Innerlichkeit in der Erste-Person-Perspektive jedem einzelnen Anderen ähnlich konstituierte Innerlichkeit unterstellt werden kann.

Husserl geht vom unmittelbar Begegnenden aus, das aus der unmittelbaren Nähe nicht als abgegrenzter Sachverhalt erfasst werden kann, weshalb durch *epoché* (Einklammerung) und durch *eidetische Variation* (appräsentierte Spielarten eines Sachverhaltes) Wesensstrukturen erfasst werden müssten. Für Jaspers sind diese Wesensstrukturen die psychopathologischen Kategorien, die aus einer *trans*personalen Typologisierung der *intra*personalen Erlebnisse und der beobachteten Ausdrucks- und Verhaltensweisen konstruiert und somit wissenschaftlich objektiviert werden können. Jaspers und Husserl vertreten die phänomenologischen Annahmen der schrittweisen Überführung von *Sicht* in *Einsicht* sowie das *Sicheinlassen* und das *Sich-beeindrucken-Lassen* unter Berücksichtigung relevanter Kontextbedingungen: »Vor dem hier geforderten Beschreiben steht ein Sich-Einlassen auf das Begegnende, ein Sich-beeindrucken-Lassen. Es gilt, zuvor die Beeindruckbarkeit zu steigern. Partizipation, ja partielle Identifikation sind gefragt […] Dazu bedarf es einer Steigerung der Empathie; genauer: zuerst Steigerung empathischen Gewahrens, sodann erst Steigerung eines distanzierten Konstatierens« (Blankenburg 1991, S. 94).

Für die Begründung der Psychopathologie übernahm Jaspers folgende Begriffe von Husserl: »deskriptive Phänomenologie«, »Anschauung«, »anschauliche Vergegenwärtigung« und (Vor-)Urteilsenthaltung (»epoché«). Mit der Übernahme der von Husserl geprägten Begriffe und deren Übersetzung in eine objektivierende – statt einer eidetischen Wissenschaft – trifft er zwei neuralgische Punkte der Phänomenologie: den Status der Phänomenologie als konstitutionsphänomenologische Analyse und das Problem der Interpersonalität als der Erfassung fremdseelischen Erlebens (Luft 2008). Hier setzt Jaspers' zweiter wissenschaftstheoretischer Ansatz an: Wie lässt sich die für die Geisteswissenschaften genuine Methode des Verstehens, so wie sie von der neukantianischen Historik und ihren Kritikern entwickelt wurde, auf die Erfassung fremdseelischen Erlebens übertragen?

Die Frage, inwieweit vom eigenen Erleben auf das Erleben eines anderen geschlossen werden kann, wird von Husserl eher formal beantwortet, indem er Eigenerfahrung von Fremderfahrung unterscheidet und Letztere nur als approximativ ansieht, bei Würdigung der Alterität des Anderen, der in seiner Interiorität nicht ausschöpfend erfasst werden könne; phänomenologisch weiß man, *dass* der andere etwas erlebt, nicht *was* er erlebt. Es handelt sich um zwei analog aufgefasste Bereiche der personalen Erfahrung, die jedoch nicht deckungsgleich sind (s. Abbildung 14).

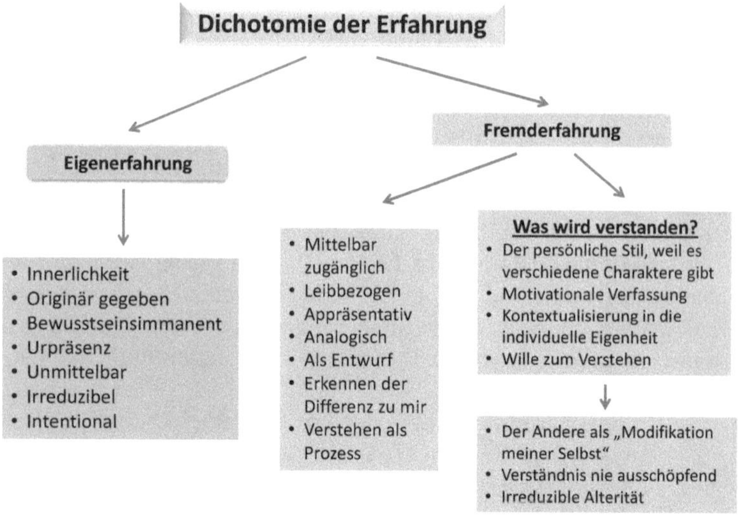

Abbildung 14: Die phänomenologische Reduktion nach Husserl lässt zwischen Eigen- und Fremderfahrung unterscheiden

Eigenerfahrung ist bewusstseinsimmanent, unmittelbar und auf etwas außerhalb des Bewusstseins gerichtet (intentional). Die Möglichkeit der Fremderfahrung wird analog zur Eigenerfahrung unterstellt, kann aber nur mittelbar sein, in der Differenz aufgehend und kann den anderen nicht gänzlich erfassen, da Alteralität irreduzibel ist.

Diese Trennung zwischen Selbst- und Fremderfahrung trotz Strukturähnlichkeit (»transzendentale Beschaffenheit«) ist ein relevanter Beitrag für die spätere psychiatrische Untersuchung des Phänomens der Annäherung an das fremdseelische Erleben.

6.1.2. »Verstehen« in Diltheys Strukturpsychologie

Im 19. Jahrhundert schlug Droysen die Dichotomie Verstehen-Erklären vor, um damit eine differentielle Methode für einerseits die Natur- und andererseits die Geschichtswissenschaften zu etablieren, entgegen dem positivistischen Ideal der Einheitswissenschaft. Durch Dilthey erfuhr die Methode des Verstehens eine kanonische Formulierung für die Geisteswissenschaften, die Eingang in die Medizin vor allem über das Werk von Jaspers erfuhr. Dilthey geht von einem vitalistischen Prinzip des Lebens aus, das sich in den einzelnen Individuen konkretisiert. Demnach objektiviere sich das Leben in den Ausdrucksformen des Individuums. »Verstehen« würde Dilthey zufolge zwischen dem subjektiven *Erleben* und dessen interpersonellen und sozialen *Objektivationen* vermitteln. Somit sind die Geisteswissenschaften im Zusammenspiel von *Erleben, Ausdruck* und *Verstehen* begründet: »Kurz, es ist der Vorgang des Verstehens, durch den das Leben über sich selbst in seinen Tiefen aufgeklärt wird, und andererseits verstehen wir uns selbst und andere nur, indem wir unser erlebtes Leben hineintragen in jede Art von Ausdruck eigenen und fremden Lebens. So ist überall der Zusammenhang von Erleben, Ausdruck und Verstehen das eigene Verfahren, durch das die Menschheit als geisteswissenschaftlicher Gegenstand für uns da ist« (Dilthey 1997, S. 99). Der Idealismus Diltheys drückt sich in seiner Auffassung des Geistes aus, der verschiedentlich strukturell zum Ausdruck kommt und sich in Lebensvollzügen objektiviert; demnach würde »Verstehen« eine Beziehung zwischen einem Äußeren (Objektivationen des Lebens) und einem Inneren (bewusste Erlebnisse) herstellen: »Neben dem Erlebnis wird die Anschauung von der Objektivität des Lebens, seiner Veräußerlichung in mannigfachen strukturellen Zusammenhängen zur Grundlage der Geisteswissenschaften. Das Individuum, die Gemeinschaften und die Werke, in welche Leben und Geist sich hineinverlegt haben, bilden das äußere Reich des Geistes [...] Indem nun aber die Objektivation des Lebens für uns ein Verstandenes wird, enthält sie als solches überall die Beziehung des Äußeren zum Inneren. Sonach ist diese Objektivation überall bezogen im Verstehen auf das Erleben, in welchem der Lebenseinheit sich ihr eigener Gehalt erschließt und den aller anderen zu deuten gestattet« (Dilthey 1997, S. 178–180). Nach Dilthey erzeugt die Struktur des Seelenlebens Werte, realisiert Zwecke und gestaltet sich geschichtlich. Somit sind die Grundideen für eine verstehende Psychologie als idiographische Aufgabe nun gesetzt. Er bringt das Verstehen auf die einfache Formel: »Das Verstehen ist ein Wiederfinden des Ich im Du« (Dilthey 1997, S. 235), wenngleich er wiederholt zwischen dem Geist und dem Leben als übergeordnet oder als in Gesellschaften, Menschengruppen oder Individuen realisiert wechselt. Dilthey unterscheidet zwischen elementaren Formen des Verstehens (Deutung von Lebensäußerungen, Konstruktion von Gemeinsamkeiten durch Analogien) und höheren Formen des Verstehens (vom Äußeren zum Inneren durch einen Schluss der Induktion zwischen Ausdruck und Ausgedrücktem oder von Erwirktem zu Wirkendem). Was verstanden werde, sei ein Lebenszusammenhang, und der Weg dorthin werde bestritten durch eine »Verfassung des Sichhineinversetzens« oder »Transposition« in einen Menschen oder einen Wert. Das Verstehen werde wirksam durch das »Nachbilden oder Nacherleben«. Dieser Vorgang beschäftigt Dilthey nur in seiner Zweckmäßigkeit, nicht psychologisch, weshalb »Mitfühlen« oder »Einfühlen« nur deshalb von Interesse sein können, sofern sie »die Energie des Nacherlebens verstärken« (Dilthey 1997, S. 265). »Sinn« entstehe durch (historische) Rekonstruktion des Ganzen als Strukturzusammenhang, dessen Einheit durch Lebenskategorien wie »Bedeutung«, aber auch »Wert«, »Zweck«, »Entwicklung« und »Ideal« konstituiert werde. In der Hermeneutik Diltheys gibt es für den Prozess des Verstehens naturgemäß keine Grenzen, denn Lebensäußerungen stünden stets in einer sinnhaften Verknüpfung zwischen Äußerem und Innerem. Diese Auffassung führt dazu, die Psychologie in eine erklärende, auf Kausalzusammenhängen basierende Psychologie und in eine beschreibende bzw. zergliedernde Psychologie, die auf *Erlebnisse als strukturelle Sinneinheiten* abzielt, aufzuteilen, wobei er die zergliedernde Psychologie über die erklärende erhebt (Valdés-Stauber 2017).

Jaspers übernimmt wesentliche Begriffe aus der Hermeneutik Diltheys, wie »Verstehen«, »Sichhineinversetzen«, »Nacherleben« und »Erlebnisse«, verwendet sie aber mit anderer Intention. Er setzt dem *Verstehen* Grenzen, die, einmal erreicht, das Erfragen von erklärenden Kausalzusammenhängen nach sich ziehen. Während Dilthey dem »Verstehen« den Vorrang gegenüber dem »Erklären« gibt, sind Erklären und Verstehen in der Psychologie (Psychopathologie) bei Jaspers vordergründig gleichwertig; vordergründig deshalb, weil bei Jaspers das »Erklären« universal ist und das »Verstehen« sich lediglich auf nachvollziehbare Sinnzusammenhänge bezieht (s. Abbildung 15).

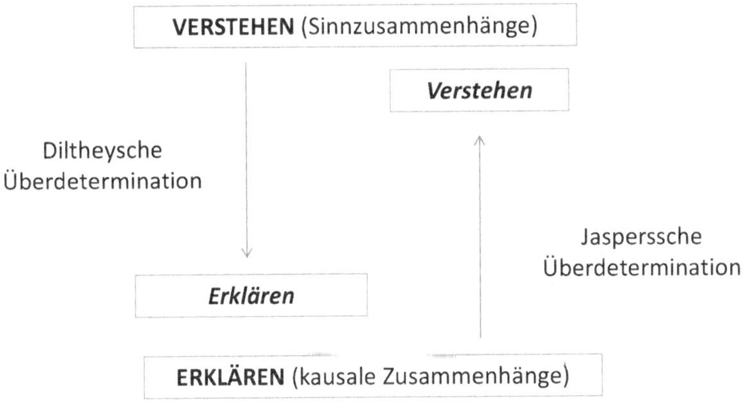

Abbildung 15: Über- bzw. Unterdetermination des Verstehens bei Jaspers und Dilthey im Vergleich

»Überdetermination« meint, dass die jeweils andere Methode übergeordnet ist und den Geltungsbereich der jeweils untergeordneten bestimmt. Für Dilthey sind alle menschlichen Phänomene im Sinne einer Hermeneutik des objektiven Geistes verstehbar, da man sinnvolle Zusammenhänge herstellen kann. »Erklären« wäre eine partikulare Weise der Erfassung von Naturphänomenen, nämlich kausal. Für Jaspers dagegen können alle Phänomene kausal erfasst werden: nur »Verstehen« von hervorgehenden Zusammenhängen beziehe sich auf den partikularen seelischen Bereich als Sinnverknüpfung. (Abbildung mit leichten Modifikationen aus: Valdés-Stauber 2017)

Ferner ist für Dilthey das Verstehen, das durch einen Akt des Hineinversetzens möglich sei, kein psychologisches, sondern eher ein logisch-induktives Moment, während Jaspers hierin eine Methode der direkten, intuitiven Vergegenwärtigung des Erlebens von Patienten sieht: Es handelt sich bei Jaspers weniger um ein »Wiederfinden des Ich im Du«, als vielmehr um eine intuitive Aneignung des Du seitens des ärztlichen Ichs durch Einfühlung, aus welcher mit Evidenz die Sinnzusammenhänge zwischen Ausdruck und Erleben hervorgehen. Schließlich wendet sich Jaspers von einer ursprünglich idiographischen zu einer nomothetisch geprägten psychopathologischen Typologisierung hin, wenngleich er die sie begründende *Phänomenologie* vom *genetischen Verstehen* unterscheidet.

6.2. Die Übertragung der Verstehen-Erklären-Dichotomie von der Philosophie auf die Psychiatrie durch Jaspers

Jaspers übernimmt die Dichotomie zwischen Erklären und Verstehen aus dem Historismus und von kritischen Strömungen des Neukantianismus, jedoch nicht, um die Geisteswissenschaften methodologisch von den Naturwissenschaften zu unterscheiden und jeweils zu legitimieren, sondern um ein wissenschaftstheoretisches Kriterium zur Hand zu haben, das zwischen schizophrenem Erleben als prozesshaft – und somit als biologisch determiniert – und nichtschizophrenem Erleben als *Entwicklung* – und somit lebensgeschichtlich und kontextuell nachvollziehbar – unterscheidet. Es handelt sich also um eine Verkettung von Dichotomien: Psychotisch-Prozess-Erklären versus Nichtpsychotisch-Entwicklung-Verstehen, die oberflächlich betrachtet als plausibel und schlüssig erscheinen. Sein implizites Ziel bestand darin, das Phänomen des Wahns psychopathologisch zu verorten durch das Aufstellen eines Kriteriums für die Unterscheidung zwischen stimmungskongruentem, aus der gestörten Affektivität heraus verständlichem Wahn und dem bizarren, nicht auf einen Gemütszustand zurückführbaren Wahn. Diese Grenze sollte bei den damals so genannten »endogenen Psychosen« Aufschluss darüber geben, wann von einer organischen Grundlage als Ursache auszugehen sei, denn bei den organischen Psychosen sei das biologische Moment schon vorausgesetzt. Natürlich bedeutet das Vorliegen einer affektiven Psychose nicht, dass eine biologische Ursache ausgeschlossen ist, auch wenn die Wahninhalte und das Entstehen des Wahns selbst nachvollziehbar sind; diese Ausschließlichkeit wurde relativiert mit der Etablierung von multifaktoriellen Modellen des Entstehens, des Aufrechterhaltens und des Überwindens von psychischen Störungen (Valdés-Stauber 2017).

6.2.1. Die Dichotomie Verstehen-Erklären bei Jaspers

Die Grundlage der psychopathologischen Wissenschaftstheorie bei Jaspers liegt darin, dass es kausale Zusammenhänge von Sinnzusammenhängen zu unterscheiden gilt. Jaspers knüpft an die neukantianische Tradition und den Historismus an und trennt zwischen dem *Verstehen von Sinnzusammenhängen* und dem *Erklären kausaler Verknüpfungen*. Wenn Jaspers von »Erklären« spricht, setzt er voraus, dass es sich bei dem zu Erklärenden um biologisch begründete Phänomene im Menschen handelt, die einer Ursache-Wirkung-Logik folgen, analog der Kausalität von Naturereignissen. »Erklären« trennt er von der Methode des Verstehens. »Verstehen« würde bedeuten, dass normalpsychologische als auch psychopathologisch relevante seelische Phänomene durch eine einfühlende Erfassung, gefolgt von einer Sinnkontextualisierung, verstehbar werden. Dieser Ansatz ermöglicht es, das Entstehen der seelischen Phänomene aus Gemütszuständen, Zwecken, Motivationen, Erwartungen oder Frustrationen logisch nachvollziehbar zu rekonstruieren. Jaspers selbst hat sich kaum auf diesen Vorgang, wie »Seelisches aus Seelischem hervorgeht«, epistemologisch eingelassen, er hat dabei die Begriffe »Sichhineinversetzen« und »Einfühlen« – heute eher bekannt als »Empathie« – unkritisch von Dilthey und Simmel übernommen.

Das Verhältnis zwischen »Verstehen« und »Erklären« in der Psychiatrie sieht Jaspers sowohl komplementär als auch sich einander ausschließend anhand des Begriffs »Grenzen des Verstehens«, der eine *biologische Hermeneutik* begründet: »Der naheliegende Gedanke, *das Psychische* sei das Gebiet des Verstehens, *das Physische* das Gebiet des kausalen Erklärens, ist falsch. Es gibt keinen realen Vorgang, sei er physischer oder psychischer Natur, der nicht im Prinzip kausaler Erklärung zugänglich wäre, auch die psychischen Vorgänge können kausaler Erklärung unterworfen werden. Das kausale Erkennen findet nirgends eine Grenze. Überall fragen wir auch bei seelischen Vorgängen nach Ursachen und Wirkungen. Das Verstehen dagegen findet überall Grenzen [...] Jede Grenze des Verstehens ist ein neuer Anstoß zu kausaler Fragestellung« (Jaspers 1973, S. 253, Hervorheb. i. O.). Diese Vorstellung von evidenter Verknüpfung zwischen Ursache und Wirkung, heute als *humesche Kausalität* bekannt, bedarf einer Revision und Anpassung für die Psychiatrie – sowie allgemein für die Medizin. Diese Anpassung bedeutet eine Würdigung der Plausibilität als Wahrscheinlichkeitserhöhung durch das Vorhandensein oder Fehlen von befähigenden Bedingungen, aber auch durch Berücksichtigung der wissenschaftstheoretischen Implikationen der sogenannten »komplexen Kausalität«, welche die Möglichkeit von Alternativpfaden hinsichtlich notwendiger und hinreichender Bedingungen berücksichtigt. Die jaspersche universale Kausalität bei psychischen Phänomenen kann demnach nur als *schwache Kausalität* (Wahrscheinlichkeitserhöhung des Eintretens eines Phänomens bei Vorliegen eines Faktors und Reduktion bei Beseitigung dieses Faktors) und nicht als *humesche Kausalität* (monokausale Verursachung als notwendig und hinreichend zugleich) aufgefasst werden (Valdés-Stauber 2017).

6.2.2. Der empirische Ausgangspunkt: Objektive und subjektive Symptome

Ausgangspunkt von Jaspers' Theorie der Psychopathologie ist die Unterscheidung zwischen subjektiven und objektiven Symptomen (Wiggins & Schwartz 1997), wie er sie schon am Anfang seiner programmatischen Publikation *Die phänomenologische Forschungsrichtung in der Psychopathologie* aus dem Jahr 1912 vornimmt. Entsprechend dieser Unterscheidung wären objektive Symptome alle »in die sinnlich wahrnehmbare Erscheinung tretenden Vorgänge«, die durch »Ausschaltung des Seelischen fast oder ganz zur Physiologie« werden und rational in Form von Daten handhabbar sind. Subjektive Symptome wären »alle [unmittelbar erfassten] Gemütsbewegungen und inneren Vorgänge«; »alle die seelischen Erlebnisse und Phänomene, die die Kranken uns *schildern* und die durch ihr *Urteil* und ihre Darstellung hindurch uns erst *mittelbar* zugänglich werden«; »die seelischen Vorgänge, die aus Bruchstücken der beiden vorhergehenden Daten, aus Handlungen, Lebensführung usw. gedeutet, erschlossen werden« (Jaspers 1912, Hervorheb. i. O.). Jaspers vermittelt dabei den Eindruck, als handele es sich um zwei getrennte Symptombereiche, aber auch um zwei Seiten derselben psycho(-patho-)logischen Phänomene, wie etwa physiologische Müdigkeit vs. Ermüdungsgefühle. Die Diskrepanz oder Annäherung zwischen der physiologischen und der erlebten Dimension ist heute von größter Bedeutung in der psychosomatischen Diagnostik, welche die Erste-Person-Perspektive vor dem Hintergrund von Verständnis gewährenden Modellierungen priorisiert; Jaspers wollte vielmehr epistemologisch den rationalen Zugang von dem sich hineinversetzenden bzw. miterlebenden Zugang zu psychopathologisch relevanten Phänomenen unterschieden wissen.

Der Unterscheidung zwischen subjektiven und objektiven Symptomen entspricht in etwa das Einnehmen einer Erste- oder Dritte-Person-Perspektive, welchen spezifische methodologische Zugangsweisen zugeordnet werden, wobei eine Komplementarität derselben im Raum steht (s. Abbildung 16).

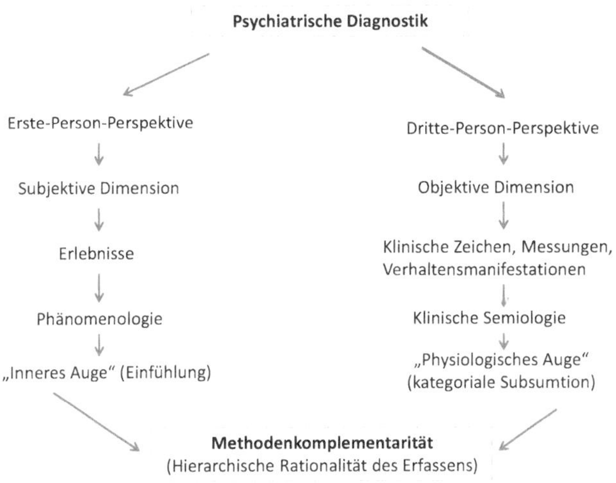

Abbildung 16: Komplementarität der Methoden innerhalb des psychiatrischen Handelns nach Jaspers

Wissenschaftstheoretisch hat Jaspers eine klare hierarchische Dichotomie aufgestellt. Ausgangspunkt ist seine Unterscheidung zwischen den Informationen der klinischen Semiologie (objektive Dimension) und den Bekundungen des Patienten über das eigene Erleben, die einer phänomenologischen Reduktion in psychopathologische Kategorien unterzogen werden müssen. Diese zwei Perspektiven, die subjektive und die objektive, entsprechen der modernen Nomenklatur der Erste- und Dritte-Person-Perspektive. (Abbildung mit leichten Modifikationen aus: Valdés-Stauber 2017).

Im nächsten Schritt differenziert Jaspers zwei Bereiche, die durch das Hineinversetzen in das Seelenleben des Anderen entstünden: die *Phänomenologie* als vorurteilslose Vergegenwärtigung, das heißt als unmittelbare Erfassung des Fremdseelischen, so wie es ist; und das *genetische Verstehen,* »dieses eigenartige, nur auf Seelisches anwendbare Verstehen, für das Seelisches aus Seelischem mit Evidenz hervorgeht«. Diese Dichotomie wurde von Jaspers mit Rekurs auf Husserl, Brentano und Lipps im Jahr 1912 formuliert und in allen Auflagen der *Allgemeinen Psychopathologie* ab 1913 übernommen. Darin kann eine rationalisierende Intention gesehen werden, ähnlich der objektiven Psychologie, bei der es um die Gewinnung von verlässlichen

Daten über seelische Vorgänge geht, weshalb eine scharfe wissenschaftstheoretische Trennung zwischen rationalem und einfühlendem Zugang zum Seelenleben zu schematisch ausfällt, denn es bestehen in beiden Ansätzen mehr Übereinstimmungen als Differenzen. Diese Unterscheidung zwischen Phänomenologie und genetischem Verstehen wurde verschiedentlich erörtert (Glatzel 1978; Blankenburg 1984; Schmitt 1979; Fuchs 2008) und kann als eingebettet in einem Netzwerk von Dichotomien aufgefasst werden.

6.3. Lesarten von »Verstehen« bei Jaspers

Im Jaspers' Werk lassen sich alle drei hier vorgeschlagenen übergeordneten Lesarten von »Verstehen« in der Psychiatrie und Psychotherapie identifizieren, wobei er in seiner Systematik einerseits das empirische vom metaphysischen Verstehen, andererseits das genetische Verstehen vom psychologischen Erklären unterscheidet. Dabei ergibt sich eine Graduierung: Auf der basalen phänomenologischen Ebene steht das *statische Verstehen* zur Erfassung von seelischen Phänomenen durch Hineinversetzen, aber nur zwecks der Erfassung ihrer Ursprünglichkeit, ohne Herstellung von seelischen Zusammenhängen. Diese Aufgabe kommt dem *genetischen Verstehen* zu, bei dem die postulierten Zusammenhänge nicht nur deskriptiv, sondern als psychologisch hervorgehend aufgefasst werden. Jaspers selbst erkennt die Notwendigkeit, dem Subjektivismus Einhalt gebieten zu müssen, und wechselt zu einem *rationalen Verstehen* als Zuordnung zu Sinnzusammenhängen in Form von Idealtypen; die Zuordnung erfolgt durch eine progressive Annäherung anhand von kontextrelevanten Indizien. Diese Verstehensarten sind allesamt empirischer Natur; Jaspers unterscheidet davon ein metaphysisches Verstehen, das sich nicht auf einzelne Seelenvorgänge bezieht, sondern auf die *Existenz als Totalität*. Somit erfährt das Verstehen zwei Grenzen: auf der einen Seite kausale biologische Zusammenhänge, die erklärt werden müssen, auf der anderen Seite die Existenz, die weder (genetisch) verstanden noch erklärt werden kann, sondern *erhellt* werden muss (s. Abbildung 17). Der Zugang zu einer individuellen Existenz wird in der Argumentation Jaspers' durch *existentielle Kommunikation* hergestellt.

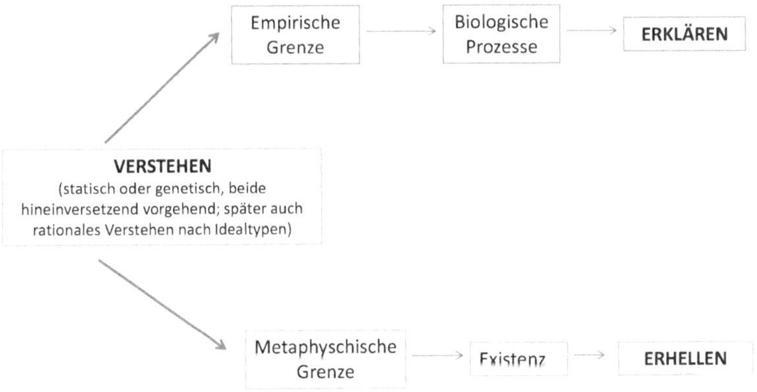

Abbildung 17: Grenzen des Verstehens in der Philosophie Jaspers'

Jaspers unterscheidet einen empirischen Bereich entsprechend dem Weltsein von einem metaphysischen Bereich der Totalitäten, die als ursprüngliche Ganzheiten nicht auf empirische Kategorien heruntergebrochen werden können; die Existenz ist eine solche Totalität. Innerhalb des empirischen Bereichs grenzt sich das empirische Verstehen vom Erklären ab, da hier nicht Sinnzusammenhänge, sondern gesetzmäßige Kausalitäten gemeint sind. Auf der anderen Seite unterscheidet sich das empirische Verstehen von dem Erfassen von Totalitäten, die nicht verstanden, sondern erhellt werden. Inwiefern Erhellen und metaphysisches oder geistiges Verstehen differieren oder zusammenfallen, bleibt bei Jaspers eher vage. (Abbildung mit leichten Modifikationen aus: Valdés-Stauber 2017)

6.3.1. Das statische Verstehen: Die psychiatrische Phänomenologie

Jaspers unterscheidet zwischen *statischem* und *genetischem* Verstehen. Das *statische Verstehen* ist das *Hineinversetzen* in den Anderen mit dem Ziel, seelische Phänomene in ihrer Ursprünglichkeit und ohne Zugriff auf Zusammenhänge mit anderen seelischen Phänomenen zu erfassen. Diese Art des Hineinversetzens soll unterschieden werden von einem *Hineinversetzen als Einfühlung* (Grundlage des genetischen Verstehens), das den Zweck verfolgt, sinnhafte Zusammenhänge zwischen seelischen Phänomenen bzw. Erlebnissen vermittels »Miterleben« zu erfassen (s. Abb. 18).

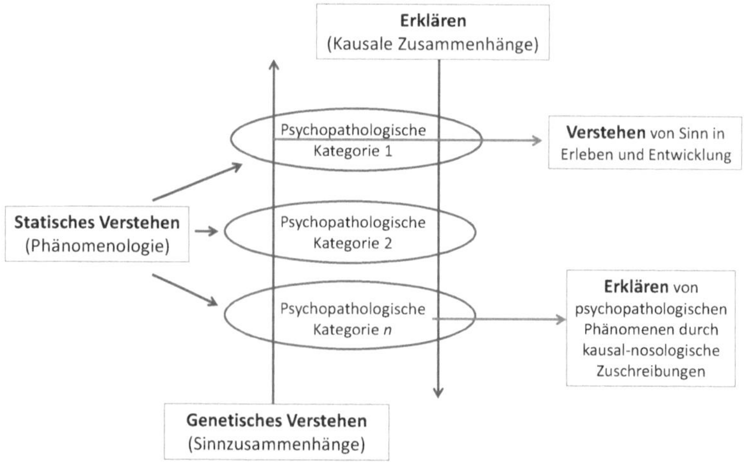

Abbildung 18: Momente des statischen und des genetischen Verstehens bei Jaspers in Opposition zum Erklären

Die basale Unterscheidung zwischen Erklären und Verstehen kann für das Verstehen weiter ausdifferenziert werden: Dem statischen Verstehen wird die Aufgabe der deskriptiven Erfassung von psychopathologischen Phänomenen als Kategorien zugeteilt. Dem genetischen Verstehen wird die Aufgabe der Herausarbeitung von Sinnzusammenhängen zwischen psychopathologisch relevanten Erlebnissen bei einer Person und personalen Affektlagen, biographischen Konstellationen oder aktuell wirksamen Kontexten zugeordnet. Beide Formen des Verstehens bedienen sich der heuristischen Methode des Sichhineinversetzens. (Abbildung mit leichten Modifikationen aus: Valdés-Stauber 2017)

Wie statisches und genetisches Verstehen in der Praxis unterschieden werden können, ist schwer nachvollziehbar; desgleichen die Annahme von Theoriefreiheit und der Möglichkeit einer zweifelsfreien Erfassung fremdseelischen Erlebens, wie sie der Wissenschaftstheorie von Jaspers zugrunde liegen. Anhand des Konzeptes des statischen Verstehens formuliert Jaspers – mit Rekurs auf die husserlschen Forschungsansätze in *Logische Untersuchungen* – das Programm einer theorie- und vorurteilsfreien Phänomenologie psycho(-patho-)logischer Vorgänge. Dieses Programm soll lediglich deskriptiv angelegt sein; das vermittels Vergegenwärtigung gewonnene Material (Wiggins & Schwartz 1997) soll durch rationale Prozesse der Abgrenzung, Ordnung und Definition einer Typologisierung kongruenter Kategorien unterworfen werden:

»Der erste Schritt zum wissenschaftlichen Erfassen – das muß doch zweifellos sein – ist hier ein Aussondern, Begrenzen, Unterscheiden und Beschreiben *bestimmter* seelischer Phänomene, die dadurch klar *vergegenwärtigt* und mit einem *bestimmten Ausdruck* regelmäßig benannt werden. Vergegenwärtigung dessen, was im Kranken wirklich vorgeht, was er eigentlich erlebt, wie ihm etwas im Bewußtsein gegeben ist, wie ihm zumute ist usw. ist der Anfang, bei dem zunächst von Zusammenhängen, vom Erleben als Ganzem, erst recht von Hinzugedachtem, zugrunde liegend Gedachtem, theoretischen Vorstellungen ganz abzusehen ist« (Jaspers 1912, S. 395, Hervorheb. i. O.). Hier übernimmt Jaspers die von Platon bis Wittgenstein in der Philosophie aufgeworfene Frage der abstrahierenden Kategorisierung und der Begründung der Differenz zwischen den Kategorien (hier: psychopathologische Phänomene; dort: die Ideen, die Begriffe, die ursprünglichen Phänomene) und den Individuen (hier: die persönlichen Erlebnisse jedes einzelnen Patienten; dort: das ontische, die einzelnen Objekte, die jemeinige Erfahrung). Stanghellini schlägt neben der deskriptiv-psychopathologischen und nosologisch-zuordnenden eine dritte, anthropologisch geprägte Stufe vor: die *Strukturale Psychopathologie*, die auf hermeneutischem Wege sinnhafte psychopathologische Gebilde formuliert, ausgehend von der Annahme, dass die Vielfalt der psychopathologischen Phänomene bei einer psychischen Störung auf ein sinnhaftes Ganzes hindeute; die interne Validität dieser »Daseinsstrukturen« sei gegeben durch deren »Sinn«, die externe Validität durch deren »Bedeutung« (Stanghellini 2010).

Das statische Verstehen kann für das genetische Verstehen als Vorbedingung fungieren, bleibt aber als transpersonale Formalisierung seelischen Erlebens von genetischen Interpretationen unberührt.

6.3.2. Das genetische Verstehen: Nachvollziehen seelischer Zusammenhänge

Jaspers unterscheidet drei Arten seelischer Phänomene: diejenigen, die auch aus dem eigenen Erleben (des Arztes) bekannt sind; Phänomene, die als Steigerungen, Herabsetzungen oder Mischungen selbsterlebter Phänomene zu erfassen sind; schließlich, Phänomene, die der verstehenden Vergegenwärtigung unzugänglich sind, nur erreichbar über Bilder und Analogien (Jaspers 1912, S. 399–400). Während die phänomenologische Betrachtung nur das im Akt des Sichhineinversetzens Gegebene in der Weise eines Phänomens vergegenwärtigt, versucht das genetische Verstehen Sinnzusammenhänge zwischen Erlebnissen und kontextuellen Momenten herzustellen. Zum deskriptiven, dann zum einfühlenden Moment kommt ein drittes, nämlich das genetisch verstehende Moment hinzu.

Die Methode des genetischen Verstehens nach Jaspers verweist auf das nicht weiter reduzierbare Phänomen der *Verständlichkeit* und stellt für die Psychiatrie ein methodisches Instrument dar, um psychische Entwicklungen (Persönlichkeits*entwicklung*) von psychischen Prozessen (Persönlichkeits*prozesse*) zu unterscheiden. Die Idee der *Entwicklung* selbst verweist auf eine Rekonstruierbarkeit des Werdens, während *Prozess* einschneidende Brüche des Werdens meint. »Entwicklung« ist mit dem Begriff »Lebensäußerungen« vergesellschaftet, wodurch die Suche nach Sinnzusammenhängen innerhalb dieser personenbezogenen, biographisch verankerten Lebensäußerungen legitimiert wird – wie die Hermeneutik Diltheys nahelegt. Simmel bezeichnet diese Positionierung gegenüber dem menschlichen Leben im Sinne einer verstehbaren Verkettung von Ereignissen als »Haltung«: »Das Leben kann eben nur durch das Leben verstanden werden, und es legt sich dazu in Schichten auseinander, von denen die eine das Verständnis der anderen vermittelt und die in ihrem Aufeinander-Angewiesensein seine Einheit verkünden [...] das Verstehen eines Innenlebens, [die] ja gerade an den kontinuierlichen Verbindungen, Vereinheitlichungen der einzeln benennbaren Inhalte entlang geht« (Simmel 1999, S. 178–179). Jaspers fasst seine These in kanonischer Weise folgendermaßen zusammen: »1. Durch Hineinversetzen in Seelisches *verstehen wir genetisch,* wie Seelisches aus Seelischem hervorgeht. 2. Durch objektive Verknüpfung mehrerer Tatbestände zu Regelmäßigkeiten auf Grund wiederholter Erfahrungen *erklären wir kausal.* Das Verstehen von Seelischem aus anderem Seelischen nennt man auch *psychologisches Erklären* [...] Man hat die verständlichen Zusammenhänge des Seelischen auch *Kausalität von innen* genannt und damit den unüberbrückbaren Abgrund bezeichnet, der zwischen diesen nur gleichnisweise kausal zu nennenden und den echten kausalen Zusammenhängen, der Kausalität von außen, besteht.« (Jaspers 1973a, S. 250, Hervorheb. i. O.).

Folgende Fragen lassen sich im Angesicht der jasperschen These formulieren: Was soll genau verstanden werden und wie kann das »Sichhineinversetzen« als Erfassen fremdseelischen Erlebens legitimiert werden? Vorausgesetzt, man interpretiert Jaspers richtig, wird ein psychopathologisches Phänomen, etwa eine ungerichtete Angst, eine phobische Vermeidung oder eine pädophile Tendenz genetisch verstanden – und dadurch eine »Kausalität von innen« hergestellt –, wenn dieses psychopathologische Phänomen über die Wege des *Ein*-Fühlens und des *Mit*-Fühlens in kongruenten Bezug zu anderen seelischen Zuständen, zu relevanten psychosozialen Umständen oder zu einem biographischen Gewordensein gesetzt wird; dabei wird das vom Patienten Erlebte vom Psychiater identisch nachempfunden als eine Art *resonanzfähige Reproduzierbarkeit* (s. Abbildung 19). Dieser Prozess scheint auf eine emotionale Identifikation als *Resonanzraum für den Patienten* wie auch auf eine *rationale Rekonstruktion von Sinnzusammenhängen* aus Stimmungen, Motivationen oder Lebensumständen hinzudeuten.

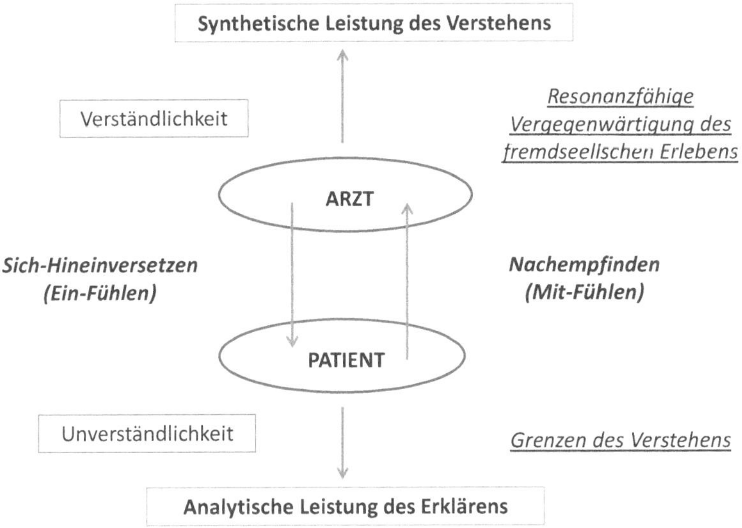

Abbildung 19: Das genetische Verstehen als Vergegenwärtigung der hineinversetzenden Resonanz

Wie bereits bei den formalen Analysen der Weisen des »subjektiven oder psychologischen Verstehens« beschrieben, handelt es sich dabei um eine mehr oder weniger komplexe spiralförmige Sequenz von hineinversetzenden Projektionen und vom Berührtwerden durch Spiegelungen, unabhängig davon, ob eher rational oder pathisch betont. In diesem Sinne ist zu unterscheiden zwischen einer einfühlenden Bewegung hin zum Patienten und seiner pathischen Reaktion, um dabei mitfühlen zu können und somit eine weitere Sequenz einzuleiten. Dieses Hineinversetzen muss einerseits noch symbolisiert werden, andererseits muss die Grenze der Verständlichkeit erkannt werden, damit in der Logik Jaspers' sodann die Suche nach kausalen Verknüpfungen erfolgen kann. (Abbildung mit leichten Modifikationen aus: Valdés-Stauber 2017)

Später unterscheidet Jaspers zwischen rationalem Verstehen, das sich auf die logische Struktur *des Gesprochenen* beziehe, und dem Verstehen *des Sprechers*, also der Zusammenhänge zwischen psychopathologischen Erlebnissen, Stimmungen, Wünschen und Befürchtungen eines Patienten. In einem weiteren Schritt verlässt Jaspers die Möglichkeit des personenbezogenen, idiographischen Verstehens zugunsten einer nomothetischen Betrachtung der Modi des genetischen Verstehens: »Kausalregeln sind induktiv gewonnen, gipfeln in Theorien, die etwas der unmittelbar gegebenen Wirklichkeit zugrunde Liegendes denken. Unter sie wird ein Fall subsumiert. Genetisch verständliche Zusammenhänge dagegen sind idealtypische Zusammenhänge, sind in sich evident (nicht induktiv gewonnen), führen nicht zu Theorien, sondern sind ein Maßstab, an dem einzelne Vorgänge gemessen und als mehr oder weniger verständlich erkannt werden« (Jaspers 1973a, S. 252). Diese von Weber formulierten *Idealtypen* der verständlichen Zusammenhänge entfernen sich von der lebensphilosophischen Einstellung Nietzsches, die Jaspers ursprünglich inspiriert hatte, und verweisen auf eine Rationalität, die dem Verstandenen Objektivität verleihen sollte (Valdés-Stauber 2017).

Jaspers ist bestrebt, ein »empirisches Verstehen« in der Psychiatrie (statisch wie genetisch) von einem die Person betreffenden »philosophischen Verstehen« zu unterscheiden. Dieses *philosophische Verstehen* sei umfassend, daher nicht weiter reduzierbar und könne nicht wissenschaftlich erklärt, sondern philosophisch *erhellt* werden. Jaspers differenziert drei Weisen des umfassenden Verstehens der Person: geistiges, metaphysisches und existentielles Verstehen: »Das Verstehen hört auf vor der Wirklichkeit der Existenz, dessen, was der Mensch eigentlich als er selbst ist« (Jaspers 1973a, S. 302). Damit wäre beispielsweise das »existentielle Verstehen«, als bezogen auf etwas Letztes, eine Intuition, die notwendigerweise von biographischen Kontingenzen absehen muss. Jaspers entwickelt damit eine Metaphysik des Daseins als Existenz, die sich in der Überwindung sogenannter »Grenzsituationen« als solche behauptet (Jaspers 1973b, S. 201–207). Die weitere Differenzierung von Weisen des Verstehens ist nicht frei von Widersprüchen, so zwischen emotionaler Partizipation und rationaler Rekonstruktion, zwischen den verschiedentlich postulierten Grenzen sowie zwischen der »Qualitätsbestimmung« als begründete Methode zu einem Zweck und der »Qualität als etwas Letztes«, also nicht weiter Begründbares.

6.3.3. Annäherung an das rational-objektivierende Verstehen

In diesem Abschnitt soll der Einfluss von Weber und Rickert auf die Weiterentwicklung des Begriffes „Verstehen" als bezogen auf überindividuelle, »evidente Idealtypen«, die verständliche Zusammenhänge begründen sollten, deutlich werden: »Die Evidenz des genetischen Verstehens ist etwas Letztes [...] Auf solchen Evidenzerlebnissen gegenüber ganz unpersönlichen, losgelösten verständlichen Zusammenhängen baut sich alle verstehende Psychologie auf. Solche Evidenz wird aus *Anlass* der Erfahrung gegenüber menschlichen Persönlichkeiten gewonnen, aber *nicht durch* Erfahrung, die sich wiederholt, induktiv bewiesen [...] Genetisch verständliche Zusammenhänge dagegen [im Gegensatz zu Kausalregeln, Anm. d. A.] sind idealtypische Zusammenhänge, sind in sich evident (nicht induktiv gewonnen), führen nicht zu Theorien, sondern sind ein Maßstab, an dem einzelne Vorgänge gemessen und als mehr oder weniger verständlich erkannt werden« (Jaspers 1973a, S. 252, Hervorheb. i. O.). In einem zweiten Schritt, analog zu Webers Idealtypen (etwa die »Zweckrationalität«), werden die idealtypischen Zusammenhänge mit den realen Gegebenheiten eines konkreten Patienten, der nicht mehr als Fall, sondern als Individuum betrachtet wird, abgeglichen. Dabei wird der Adäquatheits- oder Abweichungsgrad zu den idealtypischen Zusammenhängen anhand objektiver Anhaltspunkte untersucht: »Denn das Urteil über die Wirklichkeit eines verständlichen Zusammenhangs im Einzelfall beruht nicht allein auf der Evidenz desselben, sondern vor allem auf dem *objektiven* Material *greifbarer Anhaltspunkte* (sprachliche Inhalte, geistige Schöpfungen, Handlungen, Lebensführung, Ausdrucksbewegungen), in denen der Zusammenhang verstanden wird; diese Objektivitäten bleiben aber immer unvollständig. Alles Verstehen einzelner *wirklicher* Vorgänge bleibt daher mehr oder weniger ein *Deuten* [...] Im wirklichen Einzelfall aber können wir die Realität dieses verständlichen Zusammenhangs nur in dem Maße behaupten, als die objektiven Daten gegeben sind. Je weniger an Zahl diese objektiven Daten sind, je weniger zwingend sie das Verstehen in bestimmtem Sinne herausfordern, desto mehr deuten, desto weniger verstehen wir« (Jaspers 1973a, S. 252, Hervorheb. i. O.).

Brücher hat eine Analyse des Verstehensbegriffes von Jaspers vorgelegt, welche die verbreitete, auf Dilthey rekurrierende Auffassung von Verstehen als lediglich psychologisches Einfühlen korrigiert: »Einzelfallverstehen folgt dem Modell des *Indizienbeweises*, es ist umso besser begründ*bar*, je mehr objektives Material vorhanden ist, und umso besser begründ*et*, je mehr von diesem Material für die angenommene Interpretationshypothese spricht« (Brücher 2012, Hervorheb. i. O.). Im Sinne der Analyse Brüchers sollte das »Hineinversetzen« bei Jaspers nicht *psychologisch*, sondern *objektivierend* aufgefasst werden, denn dieses Hineinversetzen führe nicht zu einem *Nachbilden* oder *Nacherleben*, sondern zum Erkennen von *verständlichen Mustern*, welche idealtypischen Sinn-Verknüpfungen zugeordnet werden können. Einen *Sinn* zu erkennen sei demnach nicht ein empathisches Nachvollziehen von realen persönlichen Zusammenhängen, sondern ein Zuordnen zu einem überindividuellen Zusammenhangstypus. Jaspers führte unter dem Einfluss der *Kritik des Psychologismus* von Weber und Rickert eine dreiwertige Logik ein, die von Brücher treffend herausgearbeitet wurde: Neben dem Inneren einer Person (psychologisch zugänglich durch Hineinversetzen und Miterleben und dadurch verständlich erfassbar) und der nur erklärbaren Körpernatur des Menschen komme als Drittes die Dimension des objektiv Geistigen (etwa Sinnstrukturen) hinzu (Brücher 2012).

6.3.4. Das metaphysische Verstehen: Die existentielle Kommunikation

Nach Jaspers ist die *Verstehende Psychopathologie* eine Ausdehnung bzw. Extrapolation des genetischen Verstehens auf normalpsychologisch »unbegreifliche Zusammenhänge« sowie auf das Erkennen von gleichförmigen, manchen Seelenzuständen zugrunde liegenden »abnormen Mechanismen« (Jaspers 1973a, S. 260). Davon zu trennen sei das »Sinnverstehen« in der existentiellen Kommunikation; dieses *Sinnverstehen* beziehe sich auf die *Existenz als Ganzes*, als »das Umgreifende« (im Gegensatz zum naturwissenschaftlichen sinnlich Konkreten) und basiere auf der radikalen Freiheit der menschlichen Existenz, wobei wiederum *durch das Sinnverstehen ebenfalls Freiheit gezeitigt werde.* Ausgangspunkt für Jaspers ist das »Unverständliche«, das hier nicht die Erforschung von partikularen Kausalzusammenhängen anstößt, sondern die *Erhellung* des »Selbstseins der Existenz« als *Umfassendes,* dabei die gegenständliche empirische Psychologie überschreitend: »Im Verstehen der Zusammenhänge stoßen wir an die Grenzen des Unverständlichen. Dieses Unverständliche ist nach der *einen* Seite als die Schranke des Verstehbaren das Außerbewusste [...] Nach der *anderen Seite* ist das Unverständliche als der Ursprung des Verstehbaren mehr als verstehbar, ist das sich-erhellende, verstehbar Werdende, wenn es aus dem Unbedingten der Existenz ergriffen wird [...] Es wird, wenn es bezogen ist auf die Erscheinung möglicher Existenz, zur *philosophischen Existenzerhellung* [...] Das Unverständliche ist *nach der Seite der Existenz* die Freiheit, welche sich zeigt im unbedingten Entschluß, im Ergreifen des absoluten Sinns, und sich zeigt in der Grunderfahrung, wenn aus der empirischen Situation die Grenzsituation wird, welche das Dasein erweckt zum Selbstsein« (Jaspers 1973a, S. 256, Hervorheb. i. O.).

In seinem Werk *Metaphysik* verlässt Jaspers den Bereich des Empirischen zugunsten der *Existenz* als Totalität. Die Existenz als etwas Letztes könne weder verstanden noch erklärt, sondern allenfalls an ihren Grenzen *erhellt* werden (Brücher 2012). Somit werde die wissenschaftstheoretische Zweigliedrigkeit Verstehen-Erklären in eine erkenntnistheoretische Dreigliedrigkeit überführt (Kupke 2008). Jaspers arbeitet seine Auffassung der Metaphysik in *Psychologie der Weltanschauungen* (Jaspers 1922) und *Philosophie II: Existenzerhellung* (Jaspers 1973b) aus und führt neue philosophisch fruchtbare dichotome Kategorien ein: Existenz vs. Dasein, Erhellen vs. Erfassen, Weltsein vs. Menschsein, gegenständlich Seiendes vs. umfassende Totalität, Situation vs. Grenzsituation und Grenze vs. Sprung (Valdés-Stauber 2016). Rinofner-Kreidl interpretiert die Grundannahme der Psychopathologie von Jaspers als die Relation zwischen dem Ganzen (das menschliche Dasein) und den Teilen (die einzelnen methodischen Herangehensweisen) im »dialektischen Zusammenhang zwischen Anschauung und Analyse«, treffender ausgedrückt als in der Gegenüberstellung von Erklären und Verstehen (Rinofner-Kreidl 2008, S. 86). Diese Auffassung von Existenz, dass sie dem empirischen (»gegenständlichen« bzw. »partikularen«) Verstehen nicht zugänglich sei, dürfte für eine Würdigung des Unverständlichen bei psychisch kranken Menschen von ebenso großer

Bedeutung sein wie für die Annäherung an das Wesen der Arzt-Patient-Beziehung.

Jaspers hat im sechsten und letzten Teil der *Allgemeinen Psychopathologie* (Jaspers 1973a, S. 624–686) wie auch in der Kurztextsammlung *Der Arzt im technischen Zeitalter* (1986) eine relevante Theorie des Verstehens in der Arzt-Patient-Beziehung vorgelegt, die über seine epistemologische Auffassung des Verstehens für den Aufbau der Psychopathologie hinausgeht. Er geht von der Annahme aus, dass die ärztliche Therapie auf zwei Säulen ruht: »Der naturwissenschaftlichen Erkenntnis und der Humanität« (Jaspers 1986, S. 7, 19 und 40). Die naturwissenschaftliche Erkenntnis sei die solide Basis der Erfassung des Partikularen nach kausalen Zusammenhängen, die eine heilende Intervention ermögliche. Auf dieser Ebene unterscheidet Jaspers ein »technisches Machen« – entsprechend der »Forschung auf das Exakte« – von einem Sinn für das Biologische, der zu einem »Erspüren des Lebendigen« führe und für die Pflege und Behandlung als im hippokratischen Sinne »Hinhorchen auf das Leben selber« unerlässlich sei (Jaspers 1986, S. 46). In einem weiteren Schritt erklärt Jaspers, dass naturwissenschaftlich der Arzt »Forscher« sei, während Medizin in der Praxis »zum Handeln fordert« (Jaspers 1986, S. 49). Hierin sieht er die Bedeutung der psychotherapeutischen Wirkung als losgelöst von bestimmten Schulen und als grundsätzlich angesiedelt in der zwischenmenschlichen Kommunikation: »Der Arzt muss wissen, wo er naturwissenschaftlich weiß und handelt oder wo er diesen anderen Bereich betritt: den Raum verstehbaren, zwischen Menschen austauschbaren, von ihnen gemeinten Sinns« (Jaspers 1986, S. 47). Der verstehenden Psychologie wohnt demnach eine Doppelbedeutung inne: im wissenschaftlichen Sinne die Erfassung und Zuordnung von empirischen Tatbeständen und im philosophischen Sinne die Wegbereitung zum »Entwurf von Sinnmöglichkeiten« (Jaspers 1973, S. 648). Deshalb sei die ärztliche Praxis als »konkrete Philosophie« grundsätzlich »humanistisch« ausgerichtet (Jaspers 1986, S. 57). Dieses Verstehen ist aus philosophischer Perspektive eine »Existenzerhellung«, indem das konkrete Gegenüber als »Ganzes« bzw. als »Totalität« betrachtet und somit der Bereich des wissenschaftlich Zugänglichen verlassen wird, denn das »Umgreifende« kann nicht objektiviert werden. „Verstehen" sei in existentieller Hinsicht ein »Sinnverstehen«, das nur aus echter »existentieller Kommunikation« hervorgehen und nur eintreten könne, wenn Ärzte ihre Autorität kraft ihrer Berufsrolle ablegen, was mit dem ärztlichen Selbstverständnis kollidiert und das Gebot der interventionellen Abstinenz in der Psychotherapie erheblich infrage stellt. Diese existentielle Kommunikation beruht auf dem Kernbegriff von Jaspers, der »Freiheit« als »unendliche[n] Raum der Erhellung dessen, was der Mensch als er selbst sein kann«, definiert (Jaspers 1986, S. 54–55). Existentielle Kommunikation geschehe nur in Freiheit und erzeuge zugleich Freiheit, wenn durch gegenseitiges Sicheinlassen beide sich infrage stellen (Jaspers 1986, S. 21–22); Sinnverstehen vollzieht sich demnach in der Gegenseitigkeit der Kommunikation und »appelliert an die Freiheit« (Jaspers 1986, S. 60). Jaspers zufolge eröffnet sich derart die Möglichkeit der »Selbsterhellung« sowohl für den Arzt wie auch für den Patienten, welche damit einen Anstoß zum »Erwachen der Existenz« bzw. zum »Offenbarwerden« erhalten: »Der Kranke kann sich klarer werden, erstens, indem er sein Wissen mitgeteilt erhält und über bestimmtes Einzelnes Bescheid weiß, zweitens, indem er sich gleichsam im Spiegel sieht, von sich zu wissen lernt; drittens, indem er im inneren Handeln durch Sich-hervorbringen sich durchsichtig wird; viertens, indem er in existentieller Kommunikation sein Offenbarwerden bewährt und erfüllt« (Jaspers 1973a, S. 668). Jaspers entwirft damit einen Idealtypus der Arzt-Patient-Beziehung, der von einer naturwissenschaftlichen Herangehensweise an den Patienten (somatisch wie empirisch-psychologisch) ausgeht und ergänzt werden muss um eine (nicht planbare) humanistische Haltung in der Praxis, die einerseits allgemeine psychotherapeutisch angestoßene *Heilung*, andererseits existenzerhellendes *Seelenheil* durch existentielle Kommunikation bewirkt.

Die von Jaspers in diesem Prozess vorausgesetzte »Gemeinschaft der Vernunft« ist in der Psychiatrie häufig nicht gegeben (beispielsweise bei Patienten mit Wahnerkrankungen oder bei autistischen Patienten aufgrund mangelnder Empathiefähigkeit), sodass diese Arzt-Patient-Asymmetrie in der verstehenden Haltung zusätzlich Berücksichtigung finden muss.

6.4. Das Unverständlichkeitstheorem als logische Folge der Grenze des Verstehens

Die Methode des Verstehens wird zu einem Theorem – *dem Unverständlichkeitstheorem* –, sobald die heuristische Bedeutung hin zu einer Theorie des Psychisch-Erkranktseins überstiegen wird, das heißt den Anspruch erhebt zu bestimmen, welcher Natur eine konkrete psychische Erkrankung in Abhebung von anderen sei und was diese psychische Erkrankung als etwas Letztes ausmache. Wie bereits dargestellt, scheint es in der Epistemologie Jaspers' gesetzt zu sein, dass das Erklären von unverständlichen psychischen Phänomenen dort ansetzt, wo das Verstehen aufhört, anwendbar zu sein bzw. unzulänglich wird. Ab diesem Zeitpunkt wird der Ansatz Jaspers' verworren: Rationalität und Emotionalität des Verstehens werden je nach Kontext abwechselnd in den Vordergrund gesetzt, was zu einer gewissen Vagheit der Begriffe führt. Jaspers setzt die philosophische Totalität des menschlichen Daseins als etwas Letztes dem psychologischen Zugang zum Seelenleben gegenüber, wodurch »Verstehen« sowohl von »Erklären« als auch von »Existenz« unterschieden wird, da beide Begriffe Grenzen des psychologischen Verstehens darstellen; unverständliche Phänomene wie »Wahn« werden ebenso wie philosophische Sachverhalte – beispielsweise »Existenz« – zu etwas Letztem, zu einem »Urphänomen« erklärt, wodurch empirische und philosophische Bereiche teilweise konfundiert werden. Jaspers bewegt sich in einem doppelten Argumentationszirkel, da er »Wahn« einerseits als Verwandlung in einem umfassenden Realitätsbewusstsein sieht – und dadurch als nicht weiter reduzier- oder analysierbar – und andererseits versucht, Wahnideen anhand von drei Kriterien (Jaspers 1973a, S. 80) durch den Vergleich mit dem Realitätsbewusstsein gesunder Menschen negativ zu definieren, also relational-analytisch und nicht als etwas Absolutes und Letztes.

Anhand von elf eigens aufgestellten Annahmen sollen das Unverständlichkeitstheorem definiert und gleichzeitig die Grenzen dieser Annahmen aufgezeigt werden (Valdés-Stauber 2017):

1. Verstehen meint unidirektional den Verstehenden, ohne den Verstandenen interaktionell einzubeziehen: Der Verstandene wird als »Verstehensobjekt« betrachtet.
2. Das Unverständlichkeitstheorem differenziert zwischen Inhalt (die ganz persönlichen Erlebnisse) und Form (die übergeordneten psychopathologischen Kategorien). Psychotherapie als genuine »seelische Arbeit« erhält ihre Berechtigung im Erhellen der Erlebnisse, in welchen persönliche Bedeutungen zum Ausdruck kommen.
3. Jaspers' Unverständlichkeit zielt auf die »echten Wahnideen« bzw. auf den »bizarren Wahn« ab. Es entsteht der Eindruck, als hätte Jaspers schon von vornherein definiert, was echte Wahn-

ideen und wahnhafte Ideen, Prozesse und Entwicklungen seien, das heißt, ab wann die biologische Determination beginnt, und sich erst danach des heuristischen Begriffs der Verständlichkeit bedient, um methodologisch jene Unterscheidung zu legitimieren.

4. Was unverständlich oder verständlich sei, muss realiter kontext-, kultur- oder bildungsabhängig sein. Jaspers meint das Verstehen in seinem Unverständlichkeitstheorem als kategorisch, als unabhängig vom persönlichen Bedingungs- und Wissensgefüge des Verstehenden.
5. »Verständlichkeit« meint nach Jaspers vor allem eine emotional begründete Intuition, ein »seelisches Hineinversetzen«. Andere Formen der Verständlichkeit – so rationale Momente wie idealtypische Zusammenhänge des genetisch Verstandenen (Jaspers 1973a, S. 252) – bleiben eher vage. Dadurch bleiben seine Ansätze zur subjektiven und objektiven Hermeneutik unklar verwoben.
6. »Verständlichkeit« ist nach dem Unverständlichkeitstheorem eine dichotome Kategorie. Allerdings stellt das Verstehen ein graduelles Phänomen dar, denn das Nachvollziehen realisiert sich progressiv, nicht zuletzt in Abhängigkeit von der Einstellung und vom Informationsgrad, wodurch »Verstehen« primär eine empirische Kategorie wäre.
7. Verständlichkeit wird nach dem Unverständlichkeitstheorem als erkenntnistheoretisches Kriterium hypostasiert. Es ist aber empirisch belegbar, dass »Verstehen« *relational* geschieht, nämlich in Abhängigkeit von der *Beziehungsqualität* und den *Kontextbedingungen*.
8. Ein zentraler Aspekt des Unverständlichkeitstheorems liegt darin, dass »Verstehen« intuitiv erfolgt, das heißt unmittelbar. Kritisch kann angemerkt werden, dass die Vergegenwärtigung – als zentraler Begriff von Jaspers in Anlehnung an Husserl – abhängig ist von der Symbolisierungsfähigkeit des Verstehenden, der sich auch an Metaphern über das fremdseelische Erleben bedienen muss, um dieses erfassen und kommunizieren zu können. Die Vergegenwärtigungsfähigkeit stellt somit eine Grundbedingung der Psychotherapie dar.
9. Als etwas Letztes ist das Verstehen prinzipiell und bei allen gleich möglich (auch der Mensch mit einer Wahnstörung versteht sich selbst innerhalb seines Wahnhorizonts). Ob ein Erleben oder

ein Verhalten verständlich oder unverständlich ist, hängt mit der Persönlichkeit, dem Menschenbild, der Empathiefähigkeit und dem Grad des Sicheinlassens seitens des Verstehenden zusammen.

10. »Verstehen« ist nach Jaspers allem voran eine Form des empathischen »Ergriffenseins«, wenngleich das Moment des »Begreifens« basaler zu sein scheint, besonders in der Auseinandersetzung mit dem »Unerklärlichen« oder »Unverständlichen«. Dieses *Begreifenkönnen* drückt sich graduell (und nicht kategorisch ausschließend) in der Kommunizier- und Nachvollziehbarkeit des Einzelnen aus. Die ansatzweise objektivierende Intention Jaspers' findet Ausdruck in der Zuordnung zu den jeweiligen »idealtypischen Zusammenhängen«.
11. Schließlich geht Jaspers davon aus, dass »Verstehen« abhängig ist von einer gesunden, allgemeinmenschlichen Resonanzfähigkeit. Es gibt aber auch ein *Verstehen, ohne zu verstehen:* eine *Haltung der Würdigung,* ohne die Intention und Zusammenhänge offenlegen zu können. Bei dieser Haltung handelt es sich um eine grundlegende Disposition des *Sicheinlassens* oder *Sich-affizieren-Lassens,* ohne sich das Fremdseelische verstehend anzueignen.

Die erste und die letzte Annahme samt deren Kritik verweisen auf die Notwendigkeit einer Weiterentwicklung der jaspersschen Erkenntnistheorie in der Psychiatrie: In der leiblich geteilten Welt mit einem personalen Gegenüber als psychisch erkranktem Menschen geht es – mit den Worten Blankenburgs – eher um »Verständigung« oder »Sich-verständigen-auf« als um »Verstehen« als Auslegung; das bedeutet in letzter Konsequenz, dass dem Verstehenden in Ausübung eines psychosozialen Berufes weniger daran gelegen ist, *sich den Patienten deutend-verstehend anzueignen,* als eine *tragende Kommunikation* entstehen zu lassen.

6.5. Die aktuelle Bedeutung von »Verstehen« für die Psychiatrie nach dem jaspersschen Paradigma

Jaspers' Auseinandersetzung mit dem Begriff »Verstehen« in der Lesart des »Hineinversetzens«, um zu erspüren, »wie Seelisches aus Seelischem hervorgeht« (*psychologisches Erklären*), als Abgleich des Individuellen (Erleben, Verhalten, Ausdruck) mit überindividuellen Strukturen (*rationales Verstehen* des Ausgedrückten) und im metaphysischen Sinne als *Erhellen* von *Existenz* in der personalen Kommunikation (*existentielles* und *metaphysisches* Verstehen) ist das paradigmatische Beispiel für das Bedürfnis in der Psychiatrie, sowohl dem Bereich des Subjektiven wie auch dem Widerstand des Objektiven verstehend zu begegnen. Brücher würdigt – trotz der fraktal gebliebenen Auffassung von »Verstehen« in seinen verschiedenen Modi – den intellektuellen Beitrag Jaspers' folgendermaßen: »Jaspers hat das Paradigma der subjektiven Hermeneutik überschritten in Richtung einer objektiven Hermeneutik, deren Gegenstände nicht mehr intrapsychische Zuständlichkeiten sind, sondern vielmehr objektive Gehalte […] Jaspers hat seine Analyse des Verstehens beeindruckend weit und konsequent vorangetrieben, bis zu dem Punkt, an dem Phänomenanalyse und Rahmenkonzept nicht mehr kompatibel waren. Weil er das Paradigma der subjektiven Hermeneutik nicht verabschieden konnte oder wollte, gleichzeitig aber dem sachlichen Gehalt seiner Analysen die Treue hielt, geriet sein Text in eine oszillierende Bewegung; was am Phänomen beschrieben wurde, wird auf der begrifflichen Ebene zurückgenommen. Jaspers konnte diese Spannung nicht auflösen; dass er sie nicht hinwegeskamotiert hat, darin erweist sich sein Rang als Denker« (Brücher 2009, S. 32–33).

Jaspers engt den Verstehensbegriff ambivalent auf eine heuristische Methode ein, wenngleich die Intention des Verstehens auf die Qualität menschlicher Begegnung hinweist und nach einer Hermeneutik der Kommunikation verlangt. Diese stellt die Grundlage der Psychotherapie dar und kann sogar als ihr Wesen gedeutet werden. Kommunikation ist für Jaspers ein philosophischer Sachverhalt, den er im Rahmen seiner Auffassung von »Selbstsein als Freiheit« (Jaspers 1973b, S. 149–200) im Sinne einer »existentiellen Kommunikation« (Jaspers 1973b, S. 50–117) auslegt, wodurch *Psychotherapie als Haltung* (Schlimme et al. 2012; Schlimme 2013) eine gekürzte Darstellung seines Wesens bliebe. Für die Praxis der Psychotherapie wäre eine Übersetzung von den in der Existenzphilosophie ausgearbeiteten Begriffen wie »existentielle Kommunikation«, »Gehäuse«, »Überwindung von Grenzsituationen« und »Selbsterhellung« sinnvoll (Valdés-Stauber 2016). Denn dadurch eröffnet sich die semantische Breite des Verstehens als *präreflexive Disposition* und als *interpersonelle Haltung*, heute revitalisiert in der Frage, was *Empathie* und auch Mentalisierung sei, wie sie entstehe und gesteuert werden könne, welchen

Bezug sie zur *Deutung* habe (Stanghellini 2010); aber auch wie direkt oder indirekt sie sich einen Zugang zum Gegenüber verschaffe (Oulis 2014), inwieweit sie das fremdseelische Verstehen legitimieren könne und ob eine allgemeine zwischenmenschliche Empathiefähigkeit von einer phänomenologisch verstandenen »radikalen Empathie« unterschieden werde (Ratcliffe 2012).

7. Grenzen des Verstehens und der Verständigung

»Verstehen« folgt einem *rational-aufklärerischen Ideal.* Dieses Ideal begründet die Bemühungen um Verstehen sowie Verständigung und liefert psychologische, logische und anthropologische Begriffe, die dieses rationale Projekt abstecken. »Verstehen« impliziert ein gelungenes Nachvollziehen, eine Beruhigung des Geistes durch Orientierung und eine Erfüllung der Intelligenz, die auf die Probe gestellt und mit den Mitteln der Kognition das zu Verstehende als Rätsel nun deutend zu entschlüsseln vermochte (Valdés-Stauber 2018, Teil 2).

Kategorisch aufgefasst kennt das Verstehen keine Grenzen, denn im Angesicht frustraner Entschlüsselung können jederzeit Zusatzannahmen und Modellerweiterungen vollzogen oder spekulative Hypothesen aufgestellt werden; das Unverständliche kann aber als das »Noch-nicht-Verstandene« deklariert werden, weil jedem Verstehen *seine Zeit kommt.* Die Entscheidung zur Annahme von *primär Unverständlichem* ist eine ontologische und zugleich wissenschaftstheoretische Entscheidung, da sie impliziert, dass man einerseits etwas Letztes, Ursprüngliches oder Verborgenes annimmt, andererseits, dass erkenntnistheoretisch eine Grenze des Verstehens besteht, die nicht relativiert werden darf. Auch die Verständigung als eine *Grundhaltung des Sich-verständigen-Wollens* kann eine Grenze erfahren, wenn keine Anschlussfähigkeit erreicht werden kann. Im sozialen und politischen Diskurs wird solch eine Unvereinbarkeit mit dem Gebot des Respektes vor Vielfalt, unterschiedlichen Lebenswelten und der Konformität mit demokratischen Regeln sowie dem sozialen Konsens oder Dissens quittiert. In vorherigen Abschnitten wurde dargelegt, dass das Streben nach einer Theorie des Verstehens ursprünglich aus der Theologie, der Historik und auch der Psychologie hervorging. Alsbald fand die Frage nach der Berechtigung des Verstehens als Methode Eingang in die Medizin, weil hier die Perspektive des Subjekts diagnostisch wie therapeutisch von Bedeutung ist; aber auch, weil der Frage des »Verstehens« eine humanistische Intention innewohnt, denn »Verstehen« bedeutet auch, die Innenwelt des Patienten zu erschließen, um in der

Arzt-Patient-Beziehung Anschluss zu finden. In der Psychiatrie hat die Frage nach dem Verstehen als Methode eine noch drängendere Bedeutung: die Grenze des Irrationalen im Denken, Fühlen und Handeln zu durchdringen, wenn diese Irrationalität Ausdruck einer Daseinsverformung infolge einer die Persönlichkeit verändernden psychischen Erkrankung ist. Dieses Durchdringen bedeutet in erster Linie das Irrationale als rational zu rekonstruieren, um in der Begegnung und der Behandlung des psychisch erkrankten Menschen eine medizinisch wie interpersonell angemessene Antwort geben zu können. Jedem Verstehen geht in der Medizin eine Verständigung voraus, denn diese drückt nicht ein Verständnis als Produkt, sondern dessen Bedingung aus: eine Bereitschaft, sich als Person kommunikativ auf ein Gegenüber einzulassen.

Ein Mangel an Verständnis und gar Verständigung kann auf eine krankheitsbedingte Veränderung der Interpersonalität und Willensbildung und nicht nur auf diskrepante Willensäußerungen zurückgeführt werden, sodass der natürliche Wille (was der Patient spontan als Wille bekundet) nicht zur Deckung mit dem mutmaßlichen Willen (der angenommene Wille, falls eine psychische Erkrankung die freie Willensbildung nicht interferieren würde) kommt. Diese Diskrepanz ist von praxeologischer Relevanz, wenn eine Behandlung geboten ist, jedoch vom Patienten aufgrund einer krankheitsbedingten Beeinträchtigung der freien Willensbildung abgelehnt wird. Eine substitutive Behandlung, basierend auf dem angenommenen autonomen Willen, muss medizinisch begründet und juristisch legitimiert werden. Die Anwendung einer substitutiven Behandlung sollte aber über die medizinischen und juristischen Perspektiven hinaus das interpersonelle Moment berücksichtigen. Die im Falle einer Zwangsbehandlung sich ergebende interpersonelle Konstellation bedarf einer anthropologischen Perspektive, zumal einem anderen ein fremder Wille – trotz Legitimation – aufgedrängt wird. Die Würdigung der anthropologischen Perspektive drückt sich vor allem in der – soweit möglich – sensiblen Art aus, mit unfreiwilligen Maßnahmen umzugehen, indem die behandelnden Personen den Ablauf kommunikativ benennen und erklären und der Patient nach Wiedererlangung einer Verständigung Raum zur Mitteilung erhält, um die persönliche Betroffenheit durch die aufgezwungene Behandlung zum Ausdruck bringen zu dürfen; aber auch der helfenden und zugleich legitimierten Zwang ausführenden Person sollte dieser Raum gewährt werden, um die persönliche und berufsbedingte Position begründen zu dürfen.

7.1. Würdigung des Unverständlichen

Ob ein Sachverhalt, eine Äußerung oder ein Verhalten verstehbar ist oder nicht, obliegt der Annahme von Grenzen der Rationalität, der Kontextinformationen und der eigenen Auffassungsgabe. Insofern kann es nicht nur darum gehen, ob es wahr ist, dass es primär Unverständliches gibt – was nur in zirkuläre Argumente münden würde, denn man müsste stets auf provisorische Wahrheiten rekurrieren –, sondern ob das *Irrationale* (nicht das *Antirationale* oder gar *Absurde*) als solches stehen gelassen werden darf und keiner weiteren rationalen Remodellierung unterzogen wird. Eine Wende in der Auffassung des Verstehens tritt ein, wenn ein Wechsel von einer wissenschaftstheoretischen Perspektive zu einer anthropologischen Perspektive stattfindet. Demnach steht nicht mehr das rationale Verstehen als vergegenwärtigende Aneignung des Fremdseelischen im Vordergrund, sondern die *begegnende Haltung*. Diese Haltung zielt nicht auf aneignendes Verstehen des Fremden im Sinne eines Nachvollziehens seelischer Vorgänge, sondern primär auf *Verständigung* im Sinne eines *akzeptierenden, vorurteilsfreien Sicheinlassens* auf die idiosynkratische Welt des Patienten.

Die philosophischen, wissenschaftlichen und medizinischen Auffassungen von »Verstehen« rekurrieren stets auf das Allgemeine und bleiben deshalb abstrakt und metaempirisch; auch bei der Selektion von Merkmalen bei einem »individuellen Fall«, um ihn durch Abgleich oder Subsumtion in eine übergeordnete *Ordnung* (Prinzipien, Kategorien, Gesetze, Krankheiten, Typen oder Muster) zu verstehen. Der narrative Ansatz – vor allem in der Literatur – versucht beim Einzelnen und all seinen Kontingenzen zu bleiben und das, was verstanden werden soll – eine Lebensweise, eine Wandlung, ein Verhaltensmuster, personelle Werte oder die Realisierung von anthropologischen Themen in einer konkreten Person –, aus dem lebensweltlichen und personalgeschichtlichen Kontext heraus zu verstehen, sodass Literatur als »Verstehensgehilfin« menschlicher Themen dient, die sich in einem Individuum in einmaliger Weise realisieren. Jean-Pierre Wils hat diesen Gedanken für die Frage nach dem Umgang mit dem Tod in vergleichbarer Weise ausgearbeitet: »Ich fasse die Literatur vielmehr als Verstehensgehilfin auf, als Weggefährtin auf einer Erkundungsfahrt zum Tod und zu den Toten. Manchmal wird sie präziser sein, als ein philosophisches Argument das überhaupt zu leisten vermag. Wollen wir den Tod *verstehen*, sind die Zeugnisse aus

Literatur und Dichtung jedenfalls unverzichtbar […] Mein Interesse an Literatur und Dichtung ist demnach *hermeneutischer* Natur. Ich will jene Zeugnisse verstehen, weil ich den Tod besser verstehen möchte […] Erzählt wird weiterhin, weil wir aus anthropologischen Gründen nicht anders können. Wir sind Wesen der Narration« (Wils 2019, S. 39–40, Hervorheb. i. O.).

Das progressive Verstehen durch die Erweiterung der einbezogenen Kontexte und durch die Anpassung der Modellierungen darf *zum Stehen gebracht werden* und als »Unverständliches« dennoch eine Bedeutung in der klinischen Begegnung behalten. Diese Haltung führt dazu, dass der Patient trotz des unverständlichen Verhaltens und trotz der unverständlichen Denkinhalte, die in der Kommunikation zum Ausdruck kommen, nicht *entschlüsselnd verstanden,* sondern das Unverständliche *stehen lassend angenommen* wird: »Was man im Prozess des Verstehens als Höchstes erreichen kann, ist das ‚Vertrautwerden in der Distanz' (Plessner), aber nie die totale Enträtselung. Erst wenn wir uns also von einer Totalisierung des Verstehens frei machen, werden wir dem Anderen gerecht, denn jeder Anspruch auf ein totales Verstehen bringt die Gefahr der Vereinnahmung des Anderen mit sich […] Verstehen ist ein Prozess des Teilens, des Teilhabens und damit ein Prozess der Entfaltung von Gemeinsamem« (Maio 2015, S. 171 und 180). In Erwartung weiterer klinischer Indizien sollte die Haltung des Sicheinlassens im Vordergrund stehen und *rationales (Sinn-)Verstehen* in der hier argumentierten Weise als graduell sowie *Unverständnis* zunächst als provisorisch aufgefasst werden (Valdés-Stauber 2018, Teil 2).

Philosophiehistorisch hat die Frage nach der Verstehbarkeit in der Medizin einen engen Bezug zur Frage nach der Möglichkeit des Erfassens der Innerlichkeit des Patienten im Sinne des *fremdseelischen Verstehens,* hier des (psychisch) erkrankten Menschen als Patient. Ein Beispiel aus der Literatur illustriert die Innenperspektive des Betroffenen (der tragischerweise zu einem Kindsmörder wird), welche die Unvereinbarkeit des asymmetrischen Verstehens verdeutlicht: „Zwei Termine die Woche, montags und freitags. Der Psychologe hat nicht verstanden, der Psychiater hat etwas anderes verstanden. Und dabei ist es so einfach: man hat mir die Schädeldecke geöffnet, um das Böse in meinen Kopf hineinzusetzen« (Incardona 2015, S. 19; Übers. jvs). Die klassischen Ansätze des Erfassens fremdseelischen Erlebens als *Abbild* oder *Analogie,* als *Hineinprojizieren* oder *aneignende Interpretation,* schließlich als *Einfühlen, Mitfühlen* oder *Miterleben* weisen deutliche wissenschaftstheoretische Grenzen auf (Fulford et al. 2006). Wenn das Verstehen das Nachvollziehen der das Handeln begründenden Lebensbedeutungen als wesentliches Ziel hat, dann ist die semantische Unterscheidung in der englischen Sprache zwischen *meaning* und *significance* von Relevanz, denn während *significance* geteilte, allgemeinmenschliche Bedeutungen meint, realisieren sich diese in jeder Person in Form von *meanings*.

Die Frage nach der Abgrenzung des *Unverständlichen* stellt sich in der Psychiatrie und Psychotherapie nicht nur bei bizarren (»echten«) Wahnideen im Gegensatz zu »wahnähnlichen Ideen« im Sinne Jaspers'; sie betrifft zahlreiche andere Verhaltensweisen und Störungen, auch dann, wenn versucht wird, sie zunächst in eine *Grammatik des Nachvollziehbaren* – etwa anhand von Motivationen – zu übersetzen, beispielsweise fanatische Suizidattentate, erweiterte (bzw. »Mitnahme«-)Suizide, Kollektivsuizide, viele Zwangsrituale, Kannibalismus (auch kannibalische Selbstangebote), manche sexuelle Perversionen oder bizarre Phobien. Zu behaupten, diese Symptome und Störungen zu »verstehen« (auch idealtypisch oder strukturdynamisch und nicht nur individuell-psychologisch), ist oft eine Überschätzung der eigenen Interpretationsfähigkeiten, die unter dem Deckmantel der *Grammatik der Verstehbarkeit* nicht selten überbordend spekulativ werden und *Verstehenskonstruktionen* erzwingen (Valdés-Stauber 2018, Teil 2).

Das Unverständliche als Substantiv, aber auch als Attribut und als Adverb, wird im Folgenden in Anlehnung an einen Beitrag des finnischen Philosophen M. Heinimaa (2003, S. 217–230) untersucht, der sich an den Weisen des Unverständlichen, wie sie von L. Hertzberg (2001, S. 90–103) vorgeschlagen werden, orientiert. Das »Unverständliche« besteht im Wesentlichen darin, dass »unverständlich« genauso wie »verständlich« verschiedene Lesarten differenzieren lässt. Heinimaas Ausgangspunkt lautet demnach: »Es ist im psychiatrischen Handeln eine verbreitete Erfahrung, dass es Situationen gibt, in welchen wir Tatbestände zunächst ‚nicht verstehen' (*not-understanding*), um dann zu einem ‚Verständnis' (*understanding*) zu wechseln. Wir realisieren, dass ‚Nichtverstehen' zu tun hat mit Charakteristika unserer Interaktion mit dem Patienten, sozusagen mit ‚Hindernissen' hinsichtlich eines Verständnisses, die sodann geklärt wären. Dieser Wechsel von ‚Nichtverstehen' zu ‚Verstehen' kann damit zusammenhängen, dass man sich um eine Klärung der Sachverhalte oder um eine bessere Kommunikation mit dem Patienten bemüht. In diesem Fall kann man behaupten, dass das ‚Nichtverstehen' im Grunde ein provisorisches ‚Missverständnis' (*misunderstanding*) war« (Heinimaa 2003, S. 221, Übers. jvs). Folglich gibt es drei unterschiedliche Formen des *Zusammenbruchs von Verständnis*: *Missverständnis* (»misunderstanding« als ein unzutreffendes Verstehen), *Nicht-Verständnis* (»not-understanding« als das Fehlen von Verständnis bzw. das provisorische Nichtverstehen) und *Unverstehbarkeit* (»incomprehensibility« als das Verstehen, dass es nichts zu verstehen gibt) (Valdés-Stauber 2018, Teil 2).

Die kategorische Auffassung von »Verstehen« nach Jaspers spiegelt vorwiegend das rationale Moment des Nachvollziehens durch den Abgleich mit Sinnkategorien unter Hinzunahme klinisch relevanter Indizien wider: »Die Folgerungen der jaspersschen Darstellung sind eindeutig: Er geht davon aus, dass manche psychischen Phänomene grundsätzlich unverständlich seien und somit eine Annäherung an diese nur aus einer externen Position möglich sei. In diesem Sinne wäre die ‚Unverstehbarkeit' (un-understability) bestimmter klinischer Phänomene letztlich ein ‚Verstehen' (understanding) ihrer ‚Nicht-Nachvollziehbarkeit' (incomprehensibility)« (Heinimaa 2003, S. 223, Übers. jvs). Heinimaa vertieft in Anlehnung an Arbeiten von C. Diamond, L. Wittgenstein und P. Winch die *Grammatik des Unmöglichen* und *Unverständlichen*, um zu folgendem pragmatischen Schluss zu gelangen: »Wir müssen nicht notwendigerweise ‚wissen', worauf sich ‚Nicht-Nachvollziehbarkeit' (*incomprehensibility*) oder ‚Unmöglichkeit' (*impossibility*) beziehen, um in der Lage zu sein, diese Begriffe in fruchtbarer Weise in der klinischen Begegnung anzuwenden« (Heinimaa 2003, S. 228, Übers. jvs).

7.1.1. Exkurs: Versuch der Typologisierung von Verstehen und Unverständlichem

Für eine Systematisierung des Verstehensvorganges wird die Kombination zweier Perspektiven vorgeschlagen (Valdés-Stauber 2018, Teil 2):

– einer erkenntnistheoretischen Perspektive, die ermittelt, in welcher Weise verstanden wird: ob durch eine semantische Übersetzung eines Kodes oder durch einen deutenden, das heißt orientierenden Ansatz in der Suche nach dem Sinn des zu Verstehenden und

- einer ontologischen Perspektive, die untersucht, worauf sich das Verstehen bezieht und ob es überhaupt etwas zu verstehen gibt. Wenn es etwas als Referent (Realität oder Sachverhalt, auf die oder den sich das Verstehen bezieht) zu verstehen gibt, dann wird »Verstehen« zu einem Dekodieren oder Entschlüsseln; fehlt ein Referent, dann besteht grundsätzliche »Unverständlichkeit« oder es handelt sich um »Verstehen« als Disposition statt kognitiver Operation (s. Tabelle 5).

Weisen des Verstehens

		Ontologische Perspektive	
		Existenz eines Referenten	**Referentielle Leere**
Erkenntnistheoretische Perspektive	**Übersetzender Ansatz**	*Verstehen als Entschlüsseln*	*Feststellung einer grundsätzlichen Unverstehbarkeit*
	Hermeneutischer Ansatz	*Verstehen als Sinnerhellung*	*Verstehen als Haltung des Sicheinlassens*

Tabelle 5: Verstehen: Typologisierungsversuch anhand der Überschneidung von zwei Perspektiven

Eine Kategorisierung der Weisen des Verstehens als systematische Typologien kann jenseits einer kanonischen logischen Struktur eines jeglichen Verstehens sowie jenseits von Formalisierungen des subjektiven oder objektiven Verstehens (wie in vorherigen Kapiteln ausgearbeitet) vorgenommen werden. Hierfür werden Perspektiven und Kriterien in einer saturierten 2x2-Kreuztabelle kombiniert. Die gewählten Perspektiven sind eine ontologische (Welche Realität gilt es zu verstehen?) und eine epistemologische (Über welchen erkenntnistheoretischen Weg kann zu einem Verständnis gelangt werden?). Ontologisch wird davon ausgegangen, dass es entweder etwas Reales zu verstehen gibt oder nicht. Erkenntnistheoretisch wird »Verstehen« entweder als semiotische Übersetzung oder als interpretativ aufgefasst. Eine saturierte Faktorenkreuzung ergibt folgende Weisen des Verstehens: »Verstehen« als Entschlüsselung oder Sinnerhellung, weil es eine Realität zu verstehen gibt, oder »Verstehen« als Unverstehbarkeit und Haltung des Sicheinlassens, weil es entweder nichts zu verstehen gibt oder dieser Anspruch als nicht zielführend betrachtet wird. (Tabelle mit kleinen Modifikationen aus: Valdés-Stauber 2018, Teil 2)

Im Gegensatz zu einer Untersuchung möglicher Dimensionen oder Schichten des Verstehens stellt diese Klassifikation eine Typologie dar. Sie bildet insofern eine Ergänzung zu der bereits beschriebenen allgemeinen Struktur eines jeglichen Verstehens, zu den Dimensionen des Verstehens sowie dessen Lesarten. Diese Typologie ist generativ angelegt anhand von Kriterien, die unterschiedlich gewählt werden können, wobei zu prüfen ist, ob die generierten Felder neue Perspektiven eröffnen, irrelevant sind oder gar absurd ausfallen. Die hier gewählten Kriterien sind relevant, da »Verstehen« seit Schleiermacher eine klare epistemologische Intention hat und sich zugleich mit der Frage auseinandersetzt, ob die epistemologische Operation auf eine empirische, transzendente oder inexistente Realität hinweist. Die sich ergebenden vier Felder sind nachvollziehbar und relativ unabhängig vom zugrunde gelegten philosophischen System.

Analog zur Typologisierung des Verstehens werden für die Analyse des Unverständlichen eine erkenntnistheoretische und eine ontologische Perspektive kombiniert (Valdés-Stauber 2018, Teil 2). Die ontologische Perspektive unterscheidet zwischen dem Vorhandensein eines Referenten für das Verstehen (Realität oder Sachverhalt, auf die bzw. den das Verstehen sich bezieht) und dem Fehlen eines verstehbaren Referenten, der dennoch in Ermangelung einer Objektivierung als transzendental gegeben (logisch evident, nicht empirisch verifizierbar) angenommen werden könnte. Die Realität eines Referenten bezieht sich nicht nur auf eine dem medizinischen Realismus entsprechende nosologische Einheit, sondern auch auf eine der Vernunft zugängliche (nicht rein spekulativ sinnstiftende) Kategorie. Die erkenntnistheoretische Perspektive geht vom Verstehen bzw. von einem um Verständnis Bemühten aus und berücksichtigt eine gegebene, fehlende und potentielle (mögliche) Adäquatheit zu dem zu Verstehenden. Somit kann die klassische Verstehbarkeit als die richtige Erfassung des Sinnes eines Referenten angesehen werden; wird dieser Sinn falsch erfasst, dann liegt ein Missverständnis vor; einer provisorischen Nichtverstehbarkeit wird latentes bzw. potentielles Verstehen eines zunächst nicht erfassbaren Referenten unterstellt. Sollte es keinen Referenten für einen Verstehensakt geben, würden verschiedene Formen des Nichtverstehens zustande kommen, so die grundsätzliche »Unverstehbarkeit«, die »Verstehensspekulation«

(als beliebiger Ersatz für eine nicht akzeptierte Unverstehbarkeit) und die »Sinndeutung« als orientierende semantische Konstruktion, wenn Grenzen des Verstehens erreicht werden (s. Tabelle 6). Wird die erkenntnistheoretische Perspektive geändert und anstelle von Adäquatheit die epistemologische Verstehensintention herangezogen, dann erscheint die tradierte Form des rationalen Verstehens als *Entschlüsseln,* während der sprachhermeneutische Ansatz eine *Sinnerhellung* anstrebt (s. Tabelle 6).

Formen von Verstehbarkeit und Unverstehbarkeit aus ontologischer und erkenntnistheoretischer Perspektive

		Ontologie	
		Existenz (von Referent)	Nicht-Existenz (von Referent)
	Richtig (Adäquatheit zum Referent)	Verstehbarkeit	Unverstehbarkeit
Erkenntnistheorie	Falsch (Fehlende Adäquatheit zum Referent)	Missverständnis	Verstehensspekulation
	Möglichkeit (Potentielle Adäquatheit)	(provisorische) Nicht-Verstehbarkeit	Ästhetische Modellierung von Sinn

Tabelle 6: Das Unverständliche: Typologisierungsversuch anhand der Überschneidung von zwei Perspektiven

Der Versuch, sich dem Unverständlichen anzunähern, ist eine indirekte Strategie, das Wesen des Verstehens zu erfassen. Analog der Typologisierung des Verstehens wird versucht, die Unverstehbarkeit bzw. das Unverständliche zu typologisieren. Dafür wird dieselbe logische Vorgehensweise wie bei der Untersuchung des semantischen Feldes von »Verstehen« gewählt: eine saturierte Kreuztabelle, welcher dieselben Perspektiven (ontologisch und erkenntnistheoretisch) zugrunde liegen, und die fünf Faktoren auf einer 3x2-Tabelle kombiniert, wobei die erste Kombination die kanonische Referenz darstellt (Verstehbarkeit von etwas, das es zu verstehen gibt, oder Unverstehbarkeit, weil es nichts zu verstehen gibt). Die vier verbleibenden Typologien sind saturiert und bilden ein Spektrum für das, was als primär unverständlich gilt:

ein »Missverständnis« als Ergebnis eines fehlgeleiteten Verstehens, wobei es etwas zu verstehen gibt; eine »Noch-Unverständlichkeit« oder »provisorische Nicht-Verstehbarkeit«, weil die zur Verfügung stehenden Informationen oder der Wissensstand noch nicht ausreichen, um adäquat etwas real Gegebenes zu verstehen; bei Nichtexistenz von etwas, das verstanden werden sollte, kann die rational-vergegenwärtigende Bemühung in reine »Spekulation« münden, weil das Verstehen erzwungen wird; ein völlig anderer Weg ist die Ästhetisierung des Verstehens über Deutungen (»Ästhetische Modellierung von Sinn«), die nicht den Anspruch haben, eine Realität abzubilden, sondern künstlerisch oder dichterisch zu symbolisieren, was Menschen bewegt, mit dem Zweck der Anregung zur Reflexion oder zur allgemeinen Sensibilisierung (Tabelle mit leichten Modifikationen aus: Valdés-Stauber 2018, Teil 2).

Als fruchtbar kann eine Typologie angesehen werden, die für die Untersuchung des Unverständlichen denselben Kriterien folgt wie für die Typologisierung des Verstehens, denn das Unverständliche kann nicht auf ein Negativ des Verstehens begrenzt werden, sondern ist im positiven Sinne eine Möglichkeit, Grenzen auszuloten und die sich auftuenden Felder in der Generativität der Kriterien zu reflektieren. Von besonderem Interesse ist die Besetzung der Felder, wenn angenommen wird, dass es keine Realität gibt, die verstanden werden soll, auch wenn wir zunächst die Hypothese einer noch nicht verstandenen Realität aufstellen. Wie bedienen wir diesen Bedarf des Verstehenwollens oder gar des sich aufdrängenden Verstehenmüssens? Beide Typologien stimmen nur hinsichtlich der »Unverstehbarkeit« überein, wenn es um die Feststellung geht, dass es nichts zu verstehen gibt. Was in der Typologie nicht zum Ausdruck kommt, ist die Tatsache, dass diese Feststellung akzeptiert werden muss, um nicht in eine Haltung des *Provisorischen* zu verfallen; Mut und Demut gehören dazu, eine Suche zum Stehen zu bringen, um nicht in ein verbogenes Verstehen zu verfallen, eben in eine Verstehensspekulation. Eine besondere Möglichkeit ergibt sich, wenn man erkennt – bzw. anerkennt –, dass es keine zu verstehende Realität, sondern einen Erkenntnisweg gibt, der zögerlich ist und nur eventualiter zu einer Erkenntnis führen könnte; dieses besondere Feld eröffnet die Möglichkeit des ästhetischen Erlebens ohne Anspruch auf gnoseologische Wahrheit, die weder die Existenz einer das Verstehen anregenden Realität noch die erkenntnistheoretische Gewissheit braucht und dem Unverständlichen pathisch begegnet, dabei zulassend, dass es den Empfänger beeindruckt (Valdés-Stauber 2018, Teil 2).

Abschließend soll eine metaphysische Durcharbeitung des Unverständlichen anhand der Unterscheidung zwischen »Problem«, »Geheimnis« und »Mysterium« erfolgen. Gegenüber *Problemen* pflegen Menschen die metaphysische Gewissheit zu haben, dass sie prinzipiell *lösbar* sind: bei eingrenzender Formulierung des Sachverhalts und akkurater Wahl der Methoden kann das Problem *enträtselt* werden. Ein *Geheimnis* dagegen trägt die metaphysische Gewissheit in sich, dass es etwas *Verborgenes* gibt, der *Zugang* aber *grundsätzlich verwehrt bleibt*. Bei einem *Mysterium* hat man die metaphysische Gewissheit, dass dieses Mysterium *undurchdringlich* ist und man somit nicht wissen kann, ob es dabei etwas zu wissen gibt, was aber eine *Haltung der Ehrfurcht* abverlangt, bei deren Wahrung man sich vom Mysterium auf ästhetische und gar mystische Weise tragen lassen kann. Hier werden epistemologische und ontologische Kriterien deutlich, die von einem positiven entschlüsselnden Wissen bis hin zu einer demütigen partizipativen Haltung reichen. Vladimir Jankélévitch hat diese Begriffe in seinem Werk *Der Tod* angewandt. Er geht davon aus, dass der Tod nicht ein Problem sei, das gelöst werden müsse, da der Tod, sobald er erscheine, als Sachverhalt für den Sterbenden entschwinde. Bestenfalls sei es ein *problematologisches Geheimnis*, da es sich mit dem Tode so verhält, »wie es sich mit allen Geheimnissen verhält: das Wissen weiß nur vage, *dass*, während das Unwissen das *Was* nicht kennt. Dies ist das unwissende Wissen, das wir Ahnung nennen. Die Ahnung ist aber ebenfalls keine Erkenntnismethode« (Jankélévitch 2017, S. 170, Hervorheb. i. O.). Bei der Unterscheidung zwischen Geheimnis und Mysterium wird sichtbar, dass es auf die Existenz eines Referenten sowie auf die begegnende Haltung mit dem Sachverhalt ankommt.

Mit den Worten Jankélévitchs: »Zweifellos würde unsere Befragung weniger enttäuschend ausgehen, wenn wir zwischen Geheimnis und Mysterium besser zu unterscheiden wüssten […] Das Geheimnis *enthüllt* sich dem, der, weil er auf der Suche nach ihm war, ein Recht auf es hat. Doch das *Mysterium* offenbart sich bisweilen auf zweifelhafte und unaussprechliche Weise jenen, die nicht vorgeben zu ‚wissen'; denn es gibt tatsächlich nichts zu wissen« (Jankélévitch 2017, S. 439, Hervorheb. i. O.). Ein »Problem« entspricht dem »vorläufigen Nicht-Verstehen« mit der Gewissheit der Lösung unter Einsatz adäquater rationaler Strategien; ein »Geheimnis« entspricht einem Nicht-Verstehen, welches als »provisorische Nicht-Verstehbarkeit« aufgefasst wird, aber nicht nur mit rationaler Anstrengung, sondern

in zwischenmenschlich grenzwertigen Situationen gelten nicht als störend, sondern als Ressourcen und als solche sind sie sensibel zu würdigen.

7.2.1. Exkurs: Medizinanthropologisches Modell der Partizipation und der substitutiven Behandlung

In diesem Exkurs werden die in Kapitel 5 formulierten Lesarten von »Verstehen« verdichtet und anthropologisch untermauert. In dem Aufsatz des Autors *Zwangsbehandlung in der Psychiatrie und Selbstbestimmungsfähigkeit: Anthropologie einer Grenzbegegnung* (Valdés-Stauber 2019) wird angenommen, dass der Ausgang einer gebotenen Behandlung nicht nur von der Einsichts- und Einwilligungsfähigkeit des Patienten abhängig ist, sondern auch von der Qualität der Interaktion, die auf der Grundlage eines aus der Beziehung ergehenden Vertrauens die fehlende Einsichtsfähigkeit auf der Ebene der Verständigung zu kompensieren vermag. Diese Resonanz kommt aber möglicherweise nicht ausreichend zustande oder bricht weg, sodass die medizinische Sorge für den Patienten eine Zwangsbehandlung notwendig machen kann, die juristisch und medizinisch legitimiert ist bzw. sein muss, das heißt, den materiellen Kriterien und den verfahrensbezogenen Anforderungen genügt. Doch von den behandelnden Personen muss diese Entscheidung, durch die sie in eine ethische und letztlich anthropologische Sphäre versetzt werden, interpersonell ausgetragen werden, da »die Qualität des Zwischenmenschlichen erheblich in Mitleidenschaft gezogen werden kann« (Valdés-Stauber 2019).

Diese Dialektik kann in Abhängigkeit von den schwer einzuordnenden Kontingenzbedingungen zu einem *Handlungsdilemma* führen; und zwar angesichts der Verunsicherung bezüglich der Auslegung des Begriffes »Selbstbestimmungsfähigkeit« und der nicht abschließbaren Dialektik zwischen dem moralischem Gebot der medizinischen Sorge und dem Gebot der Zurückhaltung in der asymmetrischen Gewaltausübung durch die Anwendung freiheitsentziehender Maßnahmen (Isolierung, mechanische Fixierung und Zwangsmedikation).

Das Handlungsdilemma kann auch als Dialektik zwischen dem *Gebot* der medizinischen Sorge und dem prinzipiellen *Verbot* des Eingriffes in die Freiheit des Individuums als Grundrecht formuliert werden. Die Begründung liegt in der *Souveränität des Individuums als autonomes Wesen*, genauer als *Person*. Ärzte und Pflegende befinden sich moralisch in einer *stellvertretenden Position*, wenn die *gesunde Selbstbestimmungsfähigkeit* eines Patienten in Mitleidenschaft gezogen ist. In der Medizin wird dieser Tatbestand, wie bereits ausgeführt, als *substitutive Entscheidung* aufgefasst (s. Abbildung 20). Das Selbst des Patienten kann infolge einer psychischen Erkrankung in der eigenen *Krankheitsimmanenz* gefangen sein, sodass eine Selbstdistanzierung bzw. ein Selbstüberstieg nicht mehr möglich ist. Die genannte »substitutive Position« impliziert, dass Entscheidungen stellvertretend für den psychisch kranken Menschen getroffen werden, weil seine Selbstbestimmungskompetenz in Mitleidenschaft gezogen ist (Valdés-Stauber 2019).

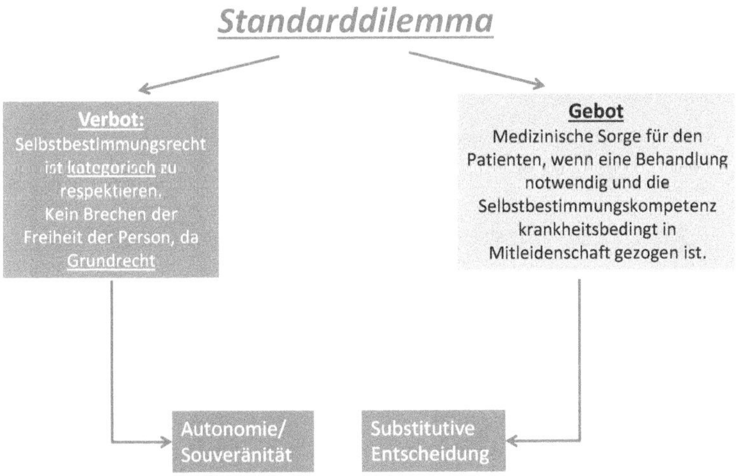

Abbildung 20: Standarddilemma

Standarddilemma zwischen Freiheit der Person und Zwangsbehandlung, wenn medizinische Sorge, notwendige Behandlung und krankheitsbedingte Ablehnung aufeinandertreffen. Es kollidieren zwei Gebote bzw. ein Gebot und ein Verbot, die zwar medizinisch und juristisch formal zur Deckung gebracht werden können, dennoch auf moralischer und Handlungsebene von behandelnden Personen als dilemmatisch erlebt werden können.

Aus der beschriebenen Dialektik lassen sich *zwei anthropologische Sätze* ableiten, die einerseits das *Vorhandensein* oder *Außerkraftsetzen* einer *Behandlungssymmetrie*, andererseits die *personale Resonanzfähigkeit* bzw. den *Abbruch der Verständigung* berücksichtigen:

a) *Satz I:* Besteht eine *natürlich herstellbare Behandlungssymmetrie* im Sinne einer Komplementarität der Ziele, kann dialogisch folgende Maxime vorgeschlagen werden: »Ich mit Dir, weil Du dazu in der Lage bist und ich mich im Stande sehe mitzugehen.« Im Idealfall können Patient und behandelnde Person sich auf gemeinsame Werte und Bewertungsmaßstäbe einer weitgehend geteilten Realität beziehen. Entscheidend für die natürlich herstellbare Behandlungssymmetrie ist das Vorliegen einer *Resonanz auf personaler Ebene*, die auf Vertrauen basiert und zu Verhandlungsbereitschaft befähigt, auch wenn keine geteilten Realitäts-Chiffren vorhanden sind. Diese geteilte Verhandlungsbereitschaft lässt Wahrnehmungsdiskrepanzen in den Hintergrund treten und eröffnet die *Möglichkeit des Verstehens als Disposition* (s. Abbildung 21).

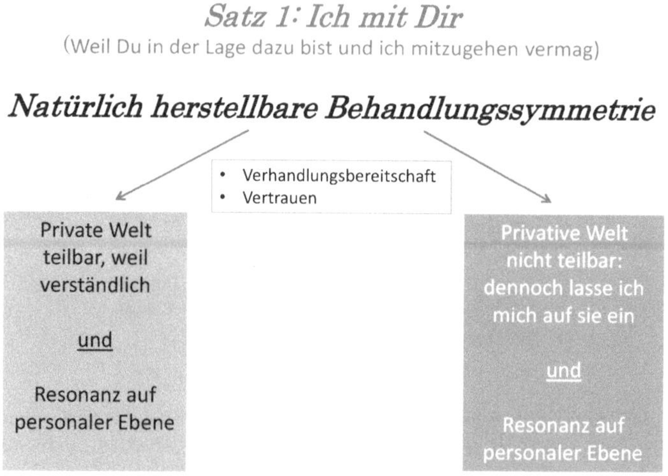

Abbildung 21: Behandlungssymmetrie

Behandlung wird möglich auf der Grundlage einer »Behandlungssymmetrie«. Es besteht eine Übereinstimmung zwischen Patient und Arzt über die Behandlungsnotwendigkeit und die nötigen Maßnahmen oder aber eine Divergenz, die überbrückt werden kann durch eine auf Verständigung basierende Vertrauensresonanz.

a) *Satz II:* Besteht eine *Behandlungsasymmetrie* durch intentionale Unvereinbarkeit und mangelnde Komplementarität der Ziele, kann eine alternative dialogische Maxime vorgeschlagen werden: »Ich ohne Dich, weil Du aus Deiner Dich einschließenden Immanenz den Überstieg nicht zu vollziehen vermagst oder weil Du es nicht wünschst und ich meinerseits die Spannung durch die mich ängstigende Fremdheit Deines Verhaltens nicht mitzutragen vermag«. Bei dieser Asymmetrie gibt es eine *Grenze in der Herstellbarkeit von Vertrauen,* die einer Verhandlungsmöglichkeit die Basis entzieht. Dabei gibt es *keine geteilten Realitäts-Chiffren,* was zu einer ausbleibenden Verständigung über die Rationalität einer Behandlung führt. In diesem Fall ist eine *substitutive Position* bei gegebenen Gefährdungsmomenten in Form einer Zwangsbehandlung geboten (s. Abbildung 22), die nicht selten durch situative Überforderung der Behandelnden zustande kommt, mit der Folge einer Eskalation der Hilflosigkeit, des Öfteren aggressiv ausgelebt. Maßgeblich für die Verunsicherung auf der Handlungsebene bei fehlender Verständigung sind die kaum kontrollierbare Prozessgeschwindigkeit, die fehlende Behandlungseinwilligung auf Vertrauensbasis bei Krankheitsuneinsichtigkeit und die medizinethische *Notwendigkeit der Wiederherstellung der natürlichen Behandlungssymmetrie durch eine Zwangsbehandlung,* um sonst irreparable psychosoziale und gesundheitliche Folgen zu vermeiden.

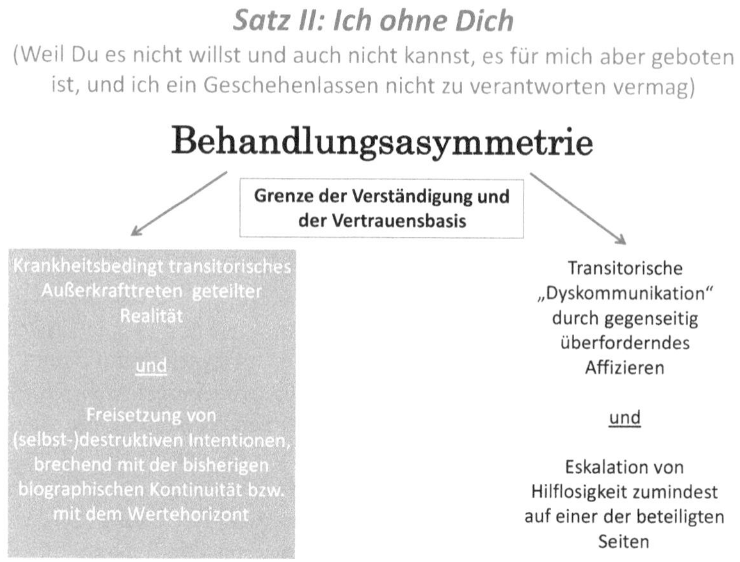

Abbildung 22: Behandlungsasymmetrie

Gemeinsam getragene Behandlung wird nicht möglich, bedingt durch eine »Behandlungsasymmetrie«. Es besteht keine Übereinstimmung zwischen Patient und Arzt über die Behandlungsnotwendigkeit und die nötigen Maßnahmen; die Vertrauensbasis reicht nicht mehr aus für eine Verständigung jenseits der rein kognitiven Einsicht. Ist die Behandlung notwendig zur Abwendung von gesundheitlichem Schaden, so ist eine substitutive Entscheidung geboten, die nachträglich einer Klärung auf personaler Ebene zwischen Arzt und Patient bedarf.

8. Kernaussagen und Ausblick: Weiterentwicklung von »Verstehen«

In der vorliegenden Arbeit wurden drei verdichtete Lesarten von »Verstehen« untersucht und auf die Medizin angewandt: als logische Operation der Zuordnung, als ein Sichhineinversetzen und als Haltung. Die Alltagssprache drückt bei der Verwendung von »Verstehen« einerseits Nachvollziehbarkeit (kognitive Ebene) und andererseits Einfühlung (emotionale Ebene) aus. In der Medizin bedeutet die kognitive Ebene das Einordnen klinischer Befunde in ein sinnverleihendes Gefüge, etwa eine Diagnose. Die Einfühlung wird vornehmlich im Rahmen der Theorie der subjektiven Hermeneutik ausgelegt, erweiterbar auf eine Theorie der objektiven Hermeneutik. Die dritte Lesart von »Verstehen« meint keine Methode der logischen Zuordnung und des nachvollziehenden Mitempfindens bzw. der Rekonstruktion von und Abgleich mit allgemeinmenschlichen Strukturen, sondern eine Haltung. Diese Haltung hebt von einer Intention der rationalen oder emotionalen Rekonstruktion ab und bringt eine Bereitschaft des Sich-beeindrucken-Lassens, der Verständigung und der Partizipation, allem voran durch Präsenz, zum Ausdruck. Im vorliegenden Ausblick werden aktuelle Weiterentwicklungen oder Nuancierungen von »Verstehen« als Methode (z. B. Theory of Mind oder Mentalisierung) und als Haltung (z. B. Empathie) untersucht.

Der Begriff des Verstehens wird heute vage gehalten und zeigt eine Reihe von Überlappungen mit anderen Begriffen, die allesamt eine Mischung aus kognitiven, emotionalen und haltungsbezogenen Merkmalen aufweisen und in der Alltagssprache nicht selten quasisynonym verwendet werden. Nachfolgend werden diese Begriffe in einem Schaubild dargestellt und die beiden im heutigen psychologisch-psychiatrischen Diskurs relevantesten erörtert: Mentalisierung und Empathie (s. Abbildung 23).

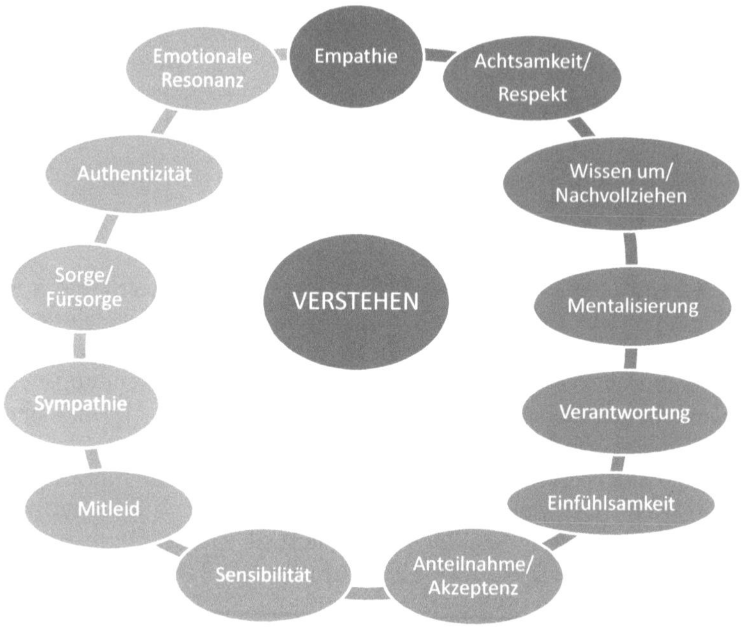

Abbildung 23: Semantische Verwandtschaften des Begriffes »Verstehen«

Semantische Verwandtschaften des Begriffes »Verstehen« mit anderen aktuellen Begriffen einer Anthropologie der Arzt-Patient-Beziehung (Helfender-Hilfebedürftiger-Beziehung). In sozialen Berufen wird der Begriff »Verstehen« je nach Kontext vage angewendet. Diese Vagheit stört in der Praxis nicht weiter, denn es wird intuitiv die Familienähnlichkeit dieser Begriffe erspürt und kommunikativ meistens ziemlich zutreffend und interindividuell weitgehend übereinstimmend verwendet. So werden stets die kognitive Dimension (Nachvollziehbarkeit), die pathische Dimension (Mitleid, Sensibilität, Empathie, Resonanz), die moralische Dimension (Verantwortung, Respekt, Anerkennung) und die handlungsbezogene Dimension (Sorge/Fürsorge, sensibler Umgang, Authentizität) situativ treffend erfasst und gewichtet (diese Dimensionen wurden in Kapitel 4, Logisch-linguistische Analyse des Begriffes »Verstehen« definiert). Der Begriff »Empathie« versucht die pathische Dimension abzubilden; »Mentalisierung« versucht die hier vorgeschlagenen Momente des Verstehens abzudecken.

Die Legitimation von »Verstehen« in der zeitgenössischen Psychiatrie und Psychotherapie liegt nicht in einer kategorischen Opposition zwischen *Verstehen* und *Erklären* mit ihren jeweiligen Wirkungsbereichen, sondern in der Integration dieser Perspektiven, um dem Patienten in seiner Individualität gerecht zu werden. Darin liegt der Grund, dass »Verstehen« vor allem als »psychologisches Erklären nach Zwecken« (final); als eine »Haltung der Sensibilität für das individuelle Schicksal« (Empathie) und schließlich als »Repräsentation des Patienten« (Mentalisierung) verwendet wird. Die Verbindung von klassischen Merkmalen des Verstehens und des Erklärens wird besonders deutlich in der *Theory of Mind (Theory-Theory-Ansatz* und *Simulation-Theory-Ansatz),* also im Konzept der »Mentalisierung«, die das Verhalten des Patienten als Ausgangspunkt hat, um einen indirekten, symbolischen Zugang (kein Abbild) zu seinem Innenleben zu erhalten. Diese Repräsentation soll die Aufstellung von psychologisch erklärenden Hypothesen ermöglichen. Die vier Dimensionen der Mentalisierung (Rekonstruktion von Motivationen, Überzeugungen und Intentionen sowie Vergegenwärtigung der Gefühlslage) vereinen die verschiedenen Interpretationen von »Verstehen« des letzten Jahrhunderts, wobei unstrittig bleibt, dass sowohl idiographische als auch nomothetische Ansätze dabei vermengt werden. In ihrer reifen Form ist die Mentalisierung nah an der »sozialen Kognition«; in den unreifen Modi wird dagegen von »Prämentalisierung« als dysfunktionale, maladaptative, automatisierte und nicht integrierte Muster gesprochen (Pawelzik 2018). »Mentalisierung« wird nicht nur als diagnostische Methode, sondern auch als therapeutischer Ansatz im Sinne der Förderung von reiferer *sozialer Kognition* verwendet. Im klinischen Sprachgebrauch wird der Dimension der »Vergegenwärtigung der Gefühlslage« – als humanistische Prägung des klinischen Handelns unter der Bezeichnung »Empathie« – besondere Beachtung geschenkt.

Durch Edward Titchener ist der Begriff »Empathie« als Übersetzung von »Einfühlung« – ein Begriff, der von Theodor Lipps geprägt wurde – ins Englische eingegangen. *Empathie* bzw. *Einfühlung* entspringt einer zutiefst humanistischen Intention in der Medizin, die den Patienten als Gegenüber in seinem Sosein *verstehen* möchte. Genau genommen ist »Empathie« eine die emotionale Resonanz befähigende *affektiv-relationale Einstellung,* die von Ärzten sowie Pflegenden und Vertretern anderer sozialer Berufe initiiert und auf den Patienten gerichtet wird. Im Gegensatz dazu steht der Begriff »Sympathie«, da hier die entgegengesetzte Richtung als Selbstzentrierung eingenommen wird: Sympathie, als unmittelbare Affizierung, kann befähigend für eine vertiefende Emotion und ebenfalls beziehungsbahnend sein, kann sich aber auch, da sie spontan entsteht, bei Realitätskonfrontation als leicht zerbrechlich erweisen.

Die angelsächsische Literatur unterscheidet verschiedene Dimensionen von »Empathie«, die im dreidimensionalen Modell von Irving und Dickson (2004) besondere Berücksichtigung finden, welches später von Derksen et al. (2013) modifiziert wurde: die affektive Dimension (bzw. emotionale oder haltungsbezogene Dimension), die kognitive Dimension (als verstehende Kompetenz für Sinnzusammenhänge) und die verhaltensbezogene Dimension (interaktionelle und kommunikative Fähigkeiten, geschickte therapeutische Umsetzung des Verstandenen). Dieses Modell wurde von D. Jeffrey um die moralische Dimension (altruistische Sorge um den Patienten, welche Überlappungen mit »Mitleid« aufweist) ergänzt (Jeffrey 2016). In Tabelle 7 wird »Empathie« von »Sympathie« und »Mitleid« unterschieden, wobei für *Empathie* vier implizite Ebenen ausgemacht werden.

Empathie		**Sympathie**	**Mitleid**
Emotionale Empathie (Ein- und Mitfühlen)	Haltung	Unmittelbare, ursprüngliche und unbedingte, zustimmende Affizierungsweise, die uni- oder bidirektional entstehen kann. Sie kann als befähigende sympathetische Resonanz angesehen werden, die sich aber als sehr zerbrechlich erweisen könnte.	Im Sinne von »Anteilnahme« als ein betroffenes »In-sich-Gehen«, indem introspektiv oder dialogisch versucht wird, Anerkennung der Person zum Ausdruck zu bringen. Kennzeichnend ist die Unumkehrbarkeit der Umstände für den betroffenen Anderen.
Kognitive Empathie (Rationales Nachvollziehen)	Kompetenz		
Verhaltensbezogene Empathie (Sensible Kommunikation)	Fertigkeiten		
Moralische Empathie (Altruistisches Handeln)	Authentizität		

Tabelle 7: Unterscheidung verschiedener Arten der Empathie und Abgrenzung von anderen pathischen Begriffen

Wie in Abbildung 18 dargelegt, überwiegen in der Umgangssprache innerhalb der sozialen Berufe Begriffe entsprechend der pathischen Dimension des Verstehens. Hierbei ist der Begriff »Empathie« heute an prominenter Stelle (trotz der Vagheit des Begriffes), denn er möchte zugleich Anteilnahme, Sensibilität, Respekt und sorgende Bereitschaft ausdrücken, und darum geht es vorwiegend in einem humanistischen Menschenbild sozialer Berufe. Dimensionen der Empathie auszumachen, bringt zwar Licht in die Vagheit des Begriffes, wirkt aber inkongruent mit den historischen Beiträgen. Wichtig ist dabei die Unterscheidung zwischen »Empathie« als mehrschichtig – und vor allem unidirektional vom Experten hin zum Patienten – und »Sympathie« als unmittelbare Resonanz in beide Richtungen sowie »Mitleid« als eine Einstellung der Anteilnahme, insbesondere wenn auf der Handlungsebene Grenzen gesetzt sind.

Für das Zustandekommen und Wirken von Empathie wird an dieser Stelle vorgeschlagen, dass vier Bedingungen erfüllt sein müssten: Erstens, die *Bereitschaft, sich affizieren zu lassen*; geschieht dies nicht, spricht die angelsächsische Literatur von »existential neglect« (Vernachlässigung daseinsrelevanter Belange des Patienten). Zweitens, das Vorliegen eines idealerweise bewusst vertretenen *Menschenbildes*, da dieses zusammen mit der eigenen moralischen Disposition die *ärztliche Haltung* in der Gestaltung der therapeutischen Beziehung begründet. Drittens, das Erkennen und Wahren von *interpersonellen Grenzen* mit einer klaren Trennung zwischen »Ich« und »Du« (im Sinne der tiefenpsychologischen Objektbeziehungstheorie als auch der Subjekt-Objekt-Differenzierung der Erkenntnistheorie), da jedwede Fusionstendenz die epistemologischen, kritischen wie therapeutischen Aufgaben nivellieren und letztlich zunichtemachen würde. Viertens, die *Integration der Begegnungserfahrung in das Selbstverständnis* als Person und als Arzt im Sinne einer individuellen und beruflichen Reifung. Wenn die *Eigenübertragungstendenzen* durch Selbstkritik und Selbsterfahrung gesteuert werden, erfolgt eine Bereicherung der eigenen klinisch bezogenen Symbolisierungsfähigkeit, wird die eigene Psychohygiene unterstützt, das Interesse für die personale Welt des Patienten gefördert und das ärztliche Handeln als reine rollenkonforme Dienstleitung transzendiert.

»Empathisch« sind Helfende, die bereit sind, die notwendige *Sensibilität* aufzubringen, damit eine *zwischenmenschliche Resonanz* in der therapeutischen Beziehung überhaupt entstehen kann. Diese Sensibilität wurde auch in der Belletristik hervorgehoben: »Sich in jemand anderes Kopf hineinzuversetzen, erfordert immer äußerstes Zartgefühl« (Tamaro 1995,S. 78). Der Soziologe Norbert Elias hat in seinem Werk *Über die Einsamkeit der Sterbenden in unseren Tagen* zur grundlegenden anthropologischen Bedeutung der »Resonanz« – als Grundlage der Empathie – Folgendes geschrieben: »Und das ist eine der wichtigsten Stützen der menschlichen Existenz – eine Gefühlsresonanz bei anderen Menschen zu finden, für die man selbst Liebe und Zuneigung empfindet, deren Dasein, deren Gegenwart ein warmes

Gefühl der Verbundenheit in einem selbst auslöst. Diese gegenseitige Bejahung von Menschen durch ihr Gefühl, die Gegenseitigkeit der Gefühlsresonanz von zwei oder mehr Personen, bildet ein wichtiges, sinngebendes Kernstück einer befriedigenden menschlichen Existenz – die gegenseitige Zuneigung von Menschen sozusagen bis zum Ende« (Elias 1985, S. 87). Wenngleich die therapeutische Beziehung nicht eine solche »Liebe« voraussetzt, bleibt *Beziehung*, ob therapeutisch oder anderweitig konnotiert, ohne *Zuneigung* ein Formalismus. Elias zögert, der zeitgenössischen Medizin »Gefühlsneutralität« zu attestieren, wagt aber am Ende doch eine Mahnung auszusprechen: »Die Aufgaben, die ich hier im Auge habe, bleiben verdeckt, wenn man den einzelnen Menschen so betrachtet und behandelt, als ob er ganz für sich und unabhängig von allen anderen Menschen existiere. Ich bin nicht ganz sicher, wieweit sich Ärzte dessen bewusst sind, dass die Beziehungen eines Menschen zu anderen in vielen Fällen auf die Entstehung von Krankheitserscheinungen wie auf den Krankheitsverlauf einen mitbestimmenden Einfluss haben« (Elias 1985, S. 90). In dieser dezenten Mahnung ist ein Kernstück der psychosomatischen Anthropologie vortrefflich beschrieben.

Setzt Resonanz ein, sollte diese eher als *Gabe* denn als *Leistung* betrachtet werden, da erst dann, im Respekt vor dem *Geheimnis des Anderen als »Du«* und zugleich in der Bereitschaft, ein *verlässliches Gegenüber als »Ich«* zu werden, etwas *Heilsames* entstehen kann, das kaum in unserer willentlichen Macht steht. *Empathie* kann nicht verordnet werden, sie ist auch nicht eine Methode des Verstehens, sondern eine *Bereitschaft des Sicheinlassens* und des *Affiziertwerdens*, zugegebenermaßen nur möglich, wenn eine gewisse Distanz besteht, weshalb die Empathie bei größerer Nähe oder emotionalen Verstrickungen schnell versagt. *Empathie* entsteht bei gebotener Distanz genau dann, wenn man bereit ist, sich auf ein *verständigendes Verstehen* einzulassen. Dieses ist letztlich eine Bereitschaft zum Bruch: das unablässige Streben zu unterbrechen; Verhalten und Innerlichkeit nicht unbedingt nachvollziehen zu wollen bzw. das Unverständliche *stehen zu lassen* und es nicht in forcierten Modellierungen unter allen Umständen verständlich machen zu wollen. An diese Stelle tritt eine *empathische Verständigung*, sich *demütig*, *interessiert* und mit *sorgender Intention* einzulassen, wenn nötig auch substitutiv in Form von Behandlung gegen den *natürlichen* (aber in Übereinstimmung mit dem *mutmaßlichen*) Willen des Patienten. Dies beschreibt eine ärztliche Grundhaltung, die medizinanthropologisch geprägt ist und von einer zutiefst humanistischen Intention der Heilkunst zeugt.

Zusammenfassung

In der Medizin – allem voran in der Psychiatrie und Psychosomatik – ist der in der Alltagssprache breit verwendete Begriff »Verstehen« sowohl unter wissenschaftstheoretischen als auch klinisch-praxeologischen Gesichtspunkten ein gern verwendeter, aber polysemer Begriff, der in Abhängigkeit vom Anwendungskontext semantisch besetzt wird.

Wer etwas versteht, erfasst etwas Wesentliches oder zumindest eine Facette des Wesentlichen eines Sachverhaltes, das, worum es beim Sachverhalt geht. Seit Aristoteles ist die Bestimmung des Seienden und seiner Ursachen Gegenstand jedes letzten Wissens. Aus Aristoteles' breit angelegter Schriftensammlung zur Ontologie wurde nach seinem Tod der Begriff »Metaphysik« gebildet, in dessen Rahmen »Ursache« mehrere komplementäre Perspektiven des Hervorgehens meint: materiell, formal, kausal und final. In der weiteren Entwicklung von Philosophie und Wissenschaften wurde (spätestens seit dem Neopythagorismus der Spätrenaissance) die Auffassung von der Komplementarität dieser Perspektiven jedoch wieder aufgegeben, vor allem deshalb, weil die empirischen Wissenschaften Ereignisse als ausschließlich kausal erfassbar ansehen und diese gegebene Kausalität in mathematischen Universalformeln zum Ausdruck bringen. Seither wird die Suche nach kausalen Zusammenhängen den Naturwissenschaften und die Suche nach Zwecken oder finalen Ursachen den Geisteswissenschaften zugeordnet.

In dieser Unterscheidung wurzelt auch die Bedeutung von »Verstehen« in der Medizin als methodische Dichotomie zwischen »Verstehen« als teleologischem Erhellen von Zwecken und »Erklären« als kausalem Bestimmen von notwendigen Verknüpfungen. Anders gesagt: »Verstehen« entspricht dem Erfassen des Individuellen in seiner Interiorität durch psychologisches Hineinversetzen; »Erklären« entspricht dem Erfassen des Individuellen durch dessen Rückführung auf bestimmendes Allgemeines (beispielsweise universelle Gesetzmäßigkeiten), innerhalb welchem das Individuelle als »Fall« des Allgemeinen aufgeht.

Um die Theorie des Verstehens in der Psychiatrie zu ergründen und die semantische Breite des Begriffes »Verstehen« darzulegen, wurden einschlägige neuzeitliche philosophische Quellen, von der Hermeneutik bis zur Handlungstheorie über die Wissenschaftstheorie, die Soziologie und die Phänomenologie, in historischer Perspektive analysiert (Kapitel 3). Diese Analyse legt nahe, dass der Begriff »Verstehen« sowohl in der angewandten medizinischen Sprache als auch bei der historischen Annäherung sechs Ansätze umfasst (Kapitel 2 und 4):

- *formal-logisch*: als Analyse der syntaktischen Kohärenz und der notwendigen sowie hinreichenden definitorischen Bedingungen;
- *kategorisierend*: durch die diagnostische Zuordnung der klinisch-empirischen Informationen;
- *pathisch:* als Sensibilität für das Leiden des Patienten in einem einfühlsamen Sich-affizieren-Lassen;
- *psychologisch-erklärend:* im Nachvollziehen von Motiven, Einstellungen, Wertesystemen und Intentionen für Handlungen oder Unterlassungen;
- einer *objektiven Hermeneutik* folgend: als Suche nach einem rekonstruierbaren Sinn durch progressive Interpretation von empirischem Material, als Ausdruck von allgemeinen Strukturen, als sukzessive Handlungsschritte und Aufstellung von Strukturhypothesen für die Gesamthandlung als (Sinn-)Gestalt;
- eine *humanistische Haltung* des Sich-verständigen-Wollens: als Disposition des partizipativen Sicheinlassens bei Wahrung der Individualität des Patienten und Würdigung des Fremden in ihm für den Behandler als Partner in seiner medizinischen Rolle.

Diese sechs voneinander unabhängigen Ansätze können zu drei logisch übergeordneten Lesarten von »Verstehen« als erkenntnistheoretischem Zugang zum psychisch kranken Menschen verdichtet werden (Kapitel 5):

- »Verstehen« als Operation der kausalen Zuordnung durch »Subsumtion« oder nach finaler Zuordnung anhand eines »praktischen Syllogismus«;
- »Verstehen« als progressive *Sinn*erhellung aus einer Dialektik der Kontextualisierung heraus (personal: anhand der Biographie; objektiv: anhand der Ökologie von Optionen);
- »Verstehen« als Haltung der grundlegenden *Verständigungsintention* durch das Herstellen eines *Resonanzraumes* in der *anneh-*

menden und nicht *fremdseelisch-aneignenden* Begegnung mit dem Patienten.

Alle drei Lesarten von Verstehen haben ihre Berechtigung und kommen jeweils in Abhängigkeit von der wissenschaftstheoretischen Kontextualisierung und der klinischen Intention zur Geltung. Werden Grenzen des Verstehens und der Verständigung erkannt, dann drängt sich eine *Wissenschaftstheorie des Unverständlichen* auf: Das Unverständliche ist (vorläufig) nicht verständlich und darf auch als unverständlich stehen gelassen werden, um forciert-aufgezwungene Interpretationen und spekulative Erklärungen zu vermeiden. Andererseits drängt sich bei fehlender Verständigung und zugleich gebotener handelnd-eingrenzender Fürsorge eine *ethische Legitimation der (Zwangs-)Behandlung* auf. Mangelnde Verständigung bei gebotener »proaktiv-handelnder Fürsorge« führt zu der Frage, wie eine therapeutische Beziehung aufrechterhalten werden kann, wenn der *Anschluss zur privativen Welt* eines Patienten nicht gelingt und keine Behandlungsübereinstimmung erreicht werden kann; insbesondere wenn aufgrund der Sorge für den Patienten die Behandlung auch gegen seinen natürlichen Willen medizinisch für geboten gehalten wird. Dieser Sachverhalt wurde eingehender in Kapitel 7 behandelt.

Eine heuristische Bedeutung kommt dem »Verstehen« in der Psychiatrie und Psychotherapie zu, wenn die situativ zugrunde gelegte Lesart von »Verstehen« und die intendierte begriffliche Anwendung die Annäherung an die Welt des Patienten begünstigen. Die Fruchtbarkeit von »Verstehen« wird sichtbar in den neuen psychologischen Modellen der »Mentalisierung«, der »sozialen Kognition«, der »objektiven Hermeneutik«, der »Narrativität« (vor allem in der Biographiearbeit sowie in der Aufarbeitung von Traumata) und schließlich in den Dimensionen von »Empathie«.

»Verstehen« wird der Intention dieses Buches nach vorwiegend als eine *Disposition* oder *Bereitschaft* aufgefasst; diese Lesart von »Verstehen« findet Ausdruck in einer Haltung des *Verstehen-Wollens* als ein *Sicheinlassen* ohne Aneignung des *idiosynkratisch Fremden* im Patienten. Diese Haltung realisiert sich interpersonell als *Verständigung,* was bedeutet: als *kommunikative Kompromissbildung auf Vertrauensbasis.* Diese Verständigung bildet die Grundlage für die Partizipation und die Ermächtigung des Patienten. Die Verständigungsintention und die Haltung des partizipativen Sicheinlassens sind letztlich *humanistische Grundlagen der psychiatrischen Praxis*

– heute als »Empathie« (im Neukantianismus als »Hineinversetzen«) bezeichnet.

***

Die vorliegende Arbeit übernimmt mehr oder weniger abgewandelte Textpassagen, die zum Teil stark modifiziert, redaktionell überarbeitet und/oder ergänzt wurden, aber auch satzweise unverändert bleiben, aus folgenden Publikationen des Autors:

1. Valdés-Stauber, Juan: Die Einführung der Erklären-Verstehen-Dichotomie in die Psychiatrie durch Jaspers – Aktualität und Grenzen. Journal für Philosophie & Psychiatrie, 2017; 9: http://www.jfpp.org/115.html
2. Valdés-Stauber, Juan: »Verstehen« in der Psychiatrie (1) – Philosophische Quellen und Begriffsanalyse. Nervenarzt, 2018; 89(9):1020–1031.
3. Valdés-Stauber, Juan: »Verstehen in der Psychiatrie (2) – Vom Unverständlichen zur Verstehensdisposition. Nervenarzt, 2018; 89(9):1032–1042.
4. Valdés-Stauber, Juan: Zwangsbehandlung in der Psychiatrie und Selbstbestimmungsfähigkeit: Anthropologie einer Grenzbegegnung. Fortschritte der Neurologie und Psychiatrie 2019; 87: 234–245.

Folgende Tabellen und Abbildungen wurden aus den erwähnten Publikationen des Autors übernommen, dabei die Legenden gezielt für diese Publikation neu und ausführlicher redigiert:

a) Journal für Philosophie & Psychiatrie: Tabelle 4 und Abbildungen 15, 16, 17, 18 und 19.
b) Nervenarzt: Tabellen 5 und 6 sowie Abbildungen 1 und 7.

Literatur

Abel Th. (1948): *The operation called Verstehen.* Am J Sociol 54: 211–218.

Anscombe E. (2010): *Absicht.* Frankfurt a. M.: Suhrkamp (Englische Erstausgabe 1956 unter dem Titel *Intention*).

Apel K.-O. (1979): *Die Erklären-Verstehen-Kontroverse in transzendentalpragmatischer Sicht,* Frankfurt a. M.: Suhrkamp.

Apel K.-O., Manninen J, Tuomela R. (Hrsg.) (1978): *Neue Versuche über Erklären und Verstehen.* Frankfurt a. M.: Suhrkamp.

Aristoteles (1995): *Metaphysik.* In: *Philosophische Schriften,* Band 5. Hamburg: Meiner.

Binswanger L. (1927): *Verstehen und Erklären in der Psychologie.* Z Ges Neurol Psychiatr 107: 655–683.

Blankenburg W. (1971): *Der Verlust der natürlichen Selbstverständlichkeit. Ein Beitrag zur Psychopathologie der schizophrenen Alienation.* Stuttgart: Enke Verlag.

Blankenburg W. (1984): *Unausgeschöpftes in der Psychopathologie von Karl Jaspers.* Nervenarzt 55: 447–460.

Blankenburg W. (1991): *Phänomenologie als Grundlagendisziplin der Psychiatrie. Unterschiedliche phänomenologische Ansätze in der Psychopathologie.* Fundamenta Psychiatrica 5: 92–101.

Bormuth, M. (2014): *Eine Ideengeschichte der Freiheit – Karl Jaspers' Allgemeine Psychopathologie.* Nervenheilkunde 9: 609–616.

Brentano F. (1974): *Psychologie von einem empirischen Standpunkt.* Hamburg: Meiner (Ersterscheinung 1874).

Brücher K. (2009): *Psychiatrische Erkenntnis: Eine Grundlegung.* Berlin: Parodos.

Brücher K. (2012): *Jaspers und das Problem des Verstehens: Plädoyer für eine Revision.* Fortschr Neurol Psychiat 80: 213–220.

Brücher K. (2021): *Die zwei Quellen des Sinns. Eine Kritik der psychiatrischen Hermeneutik in Anknüpfung an Schleiermacher.* Fortschr Neurol Psychiatr 89: 37-43.

Brun G., Hirsch Hadorn G. (2017): *Textanalyse in den Wissenschaften. Inhalte und Argumente analysieren und verstehen.* 2. Aufl. Zürich: vdf Hochschulverlag ETH Zürich.

Derksen F., Bensing J., Lagro-Janssen A. (2013): *Effectiveness of empathy in general practice: a systematic review.* Br J Gen Pract. 63(606):e76–84.

Dilthey W. (1990): *Ideen über eine beschreibende und zergliedernde Psychologie.* Gesammelte Schriften, Band V; Göttingen: Vandenhoeck & Ruprecht, S. 139–240 (Erstausgabe 1894).

Dilthey W. (1997): *Der Aufbau der geschichtlichen Welt in den Geisteswissenschaften*. 6. Aufl. Frankfurt a. M.: Suhrkamp (Ersterscheinung Berlin 1910).

Dilthey W. (2013): *Einleitung in die Geisteswissenschaften. Versuch einer Grundlegung für das Studium der Gesellschaft und der Geschichte*. Berlin: Holzinger (Erstausgabe 1883).

Dörner K. (2007): *Über die Tugend des Verstehens*. Sozialpsychiatrische Informationen 37: 2–4.

Droysen J. G. (2010): *Grundriss der Historik*. Reprint von Whitefish. MT: Kessinger Publishing (Ersterscheinung 1868/1875).

Elias N. (1985): *Über die Einsamkeit der Sterbenden in unseren Tagen*. Frankfurt a. M.: Suhrkamp.

Figal G. (2009): *Nachwort zu »Vom Nutzen und Nachteil der Historie für das Leben« (Nietzsche)*. Stuttgart: Reclam.

Flick U. (2016): *Qualitative Sozialforschung. Eine Einführung*. 7. Aufl. Reinbek bei Hamburg: Rowohlt.

Frank M. (Hrsg.) (1977): *Hermeneutik und Kritik*. 9. Aufl. Frankfurt a. M.: Suhrkamp.

Frick E. (2009): *Psychosomatische Anthropologie*. Stuttgart: Kohlhammer.

Frommer J., Frommer S. (1990): *Max Webers Bedeutung für den Verstehensbegriff in der Psychiatrie*. Nervenarzt 61: 397–401.

Fuchs T. (2008): *Beyond descriptive Phenomenology*. In: K.S. Kendler & J. Parnas (Hrsg.): Philosophical Issues in Psychiatry: Explanation, Phenomenology, and Nosology, p. 278–285. Baltimore: The Johns Hopkins University Press.

Fuchs T. (2020): *Verteidigung des Menschen. Grundfragen einer verkörperten Anthropologie*. Berlin: Suhrkamp.

Fulford K.W.M., Thornton T., Graham G. (2006): *Oxford Textbook of Philosophy and Psychiatry*. New York: Oxford University Press, S. 738–757.

Gadamer H.-G. (1990): *Wahrheit und Methode – Grundzüge einer philosophischen Hermeneutik*. Gesammelte Werke, Bd. 1. Tübingen: Mohr Siebeck (Erstausgabe 1960).

Gadamer H.-G. (2011): *Dichten und Deuten*. Frühjahrestagung der Deutschen Akademie für Sprache und Dichtung in Tübingen, am 25.4.1960. In: Sprache und Verstehen – Gesammelte Vorträge. SWR Studium Generale. München: Quartino.

Glaser B.G., Strauss A.L. (1998): *Grounded Theory. Strategien qualitativer Forschung*. Bern: Huber (Englische Erstausgabe 1967).

Glatzel J. (1978): *Allgemeine Psychopathologie*. Stuttgart: Enke Verlag.

Graumann H.M. (1976): *Das Verstehen. Versuch einer historisch-kritischen Einleitung in die Phänomenologie des Verstehens*. In: H. Balmer (Hrsg.): Psychologie des 20. Jahrhunderts, Bd. 1. Zürich: Kindler, S. 159–271 (Erstausgabe als Inauguraldissertation in München 1924).

Greshoff R., Kneer G., Schneider W.L. (Hrsg.) (2008): *Verstehen und Erklären: Sozial- und Kulturwissenschaftliche Perspektive*. München: Fink.

Grondin J. (2001): *Einführung in die philosophische Hermeneutik*. Darmstadt: Wissenschaftliche Buchgesellschaft.

Gülke P. (2015): *Musik und Abschied*. Kassel: Bärenreiter.

Hegel G.W.F. (1986): *Enzyklopädie der philosophischen Wissenschaften* (3 Bände). Frankfurt a. M.: Suhrkamp.

Hegel G.W.F. (1988): *Phänomenologie des Geistes*. Hamburg: Meiner, S. 164-239.

Heidegger M. (1993): *Sein und Zeit*. Tübingen: Max Niemeyer, 17. Aufl. (Erstausgabe 1927).

Heinimaa M. (2003): *Incomprehensibility*. In: K.W.M. Fulford, K. Morris , J.Z. Sadler &, G. Stanghellini (Hrsg.): Nature and narrative – An introduction to the new philosophy of psychiatry. Oxford: Oxford University Press, S. 217–230.

Hempel C. (1966): *Philosophy of Natural Science*. Englewood Cliffs, NJ: Prentice Hall.

Hertzberg L. (2001): *The sense is where you find it*. In: T.G. McCarthy & S.C. Stidd (Hrsg.). Wittgenstein in America. Oxford: Clarendon Press, S. 90–103.

Hörisch J. (1988): *Die Wut des Verstehens*. Frankfurt a. M.: Suhrkamp.

Husserl E. (1995): *Cartesianische Meditationen*. Hamburg: Meiner (Ersterscheinung 1931).

Husserl E. (2009): *Ideen zu einer reinen Phänomenologie und phänomenologische Philosophie*. Hamburg: Meiner (Ersterscheinung 1913).

Incardona J. (2015): *Derrière les panneaux il y a des hommes*. Bordeaux: Editions Finitude.

Irving P., Dickson D. (2004): *Empathy: Towards a conceptual framework for health professionals*. Health Care Qual Assur Inc Leadersh Health Serv. 17: 212–220.

Jankélévitch V. (2017): *Der Tod*. Frankfurt a. M.: Suhrkamp (Französische Erstauflage 1977).

Jaspers K. (1912): *Die phänomenologische Forschungsrichtung in der Psychopathologie*. Z Gesamte Neurol Psychiatr 9: 391–408.

Jaspers K. (1922): *Psychologie der Weltanschauungen*. 2. Aufl. Berlin: Springer. S. 219–285 (Erstveröffentlichung 1919).

Jaspers K. (1973a): *Allgemeine Psychopathologie*. 9. Aufl. Berlin Heidelberg New York: Springer (Erstveröffentlichung 1913).

Jaspers K. (1973b): *Philosophie II – Existenzerhellung*. 4. Aufl. Berlin, Heidelberg, New York: Springer, S. 201–254 (Erstveröffentlichung 1932).

Jaspers K. (1986): *Der Arzt im technischen Zeitalter*. München, Zürich: Piper (Ersterscheinung 1958).

Jeffrey D. (2016): *Empathy, sympathy and compassion in healthcare: Is there a problem? Is there a difference? Does it matter?* J R Soc Med 109: 446–452.

Jüngel E. (1976): *Der Tod als Geheimnis des Lebens*. In: J. Schwartländer (Hrsg.): Der Mensch und sein Tod. Göttingen: Vandenhoeck & Ruprecht.

Kambartel F. (1991): *Versuch über das Verstehen*. In: B. McGuiness, J. Habermas, K.-O. Apel et al. (Hrsg.) »Der Löwe spricht … und wir können ihn nicht verstehen«. Symposium an der Universität Frankfurt anlässlich des hundertsten Geburtstages von Ludwig Wittgenstein. Frankfurt a. M., S. 121–137.

Kamlah W. (1976): *Meditatio mortis*. Stuttgart: Klett.

Kapsch E. (2007): *Verstehen des Anderen*. Berlin: Parodos.

Kraimer K. (Hrsg.) (2000): *Die Fallrekonstruktion*. Frankfurt a. M.: Suhrkamp.

Kronfeld A. (1920): *Das Wesen der psychiatrischen Erkenntnis. Beiträge zur Allgemeinen Psychiatrie*. Berlin: Springer. Das Werk ist in seiner Gänze frei online zugänglich: https://archive.org/details/daswesenderpsych01kronuoft.

Kupke Ch. (2008): *Was ist so unverständlich am Wahn? Philosophisch-kritische Darstellung des Jaspers'schen Unverständlichkeitstheorems*. In: E-Journal für Philosophie und Psychiatrie https://www.jfpp.org/jfpp-1-2008-01.html.

Lan V. (1999): *Erzählen und Verstehen: Historische Perspektiven der Hermeneutik*. Würzburg: Königshausen und Neumann.

Lifton R.J. (1986): *Der Verlust des Todes*. München: Hanser.

Lin Yutang (1981): *Glück des Verstehens*. Frankfurt a. M.: Klett-Cotta/Ullstein (Englische Originalausgabe 1960).

Lipps T. (1906): *Ästhetik; Psychologie des Schönen und der Kunst*. Leipzig: Voss. https://archive.org/details/sthetikpsycholog02lipp

Luft S. (2008): *Zur phänomenologischen Methode in Karl Jaspers' Allgemeiner Psychopathologie*. In: S. Rinofner-Kreidl & H.A. Wiltsche (Hrsg.): Karl Jaspers' Allgemeine Psychopathologie zwischen Wissenschaft, Philosophie und Praxis. Würzburg: Königshausen & Neumann, S. 31-51.

Maio G. (2015): *Den kranken Menschen verstehen. Für eine Medizin der Zuwendung*. Freiburg, Basel, Wien: Herder.

Marías J. (1996): *Mein Herz so weiß*. Stuttgart: Klett-Cotta (Spanische Originalausgabe 1992).

Marten R. (2016): *Der Menschliche Tod*. Freiburg: Alber.

Mäser O. (2013): *Die psychiatrische Diagnostik aus der Sichtweise von Emil Kraepelin im Vergleich zur Sichtweise von Karl Jaspers im Licht der »Kritik der reinen Vernunft« von Immanuel Kant*. Berlin: DGPPN-Kongress, Freier Vortrag.

Mayring Ph. (2010): *Qualitative Inhaltsanalyse. Grundlagen und Techniken*. 12. Aufl. Weinheim, Basel: Belz (Ersterscheinung 1982).

Münsterberg H. (1918): *Grundzüge der Psychologie*. 2. Aufl., Reprint in: Forgotten Books, Classic Reprint Series (Ersterscheinung 1900)

Nietzsche F. (2009): *Vom Nutzen und Nachteil der Historie für das Leben*. Stuttgart: Reclam (Ersterscheinung 1874).

Nietzsche F. (2000): *Die fröhliche Wissenschaft*. Stuttgart: Reclam (Ersterscheinung 1887).

Oevermann U. (2000): *Die Methode der Fallrekonstruktion in der Grundlagenforschung sowie der klinischen und pädagogischen Praxis*. In: K. Kraimer (Hrsg.): Die Fallrekonstruktion. Frankfurt a. M.: Suhrkamp.

Oevermann U., Allert T., Konan E., Krambeck J. (1979): *Die Methodologie einer »objektiven Hermeneutik« und ihre allgemeine forschungslogische Bedeutung in den Sozialwissenschaften*. In: H.-G. Soeffner (Hrsg.): Interpretative Verfahren in den Sozial- und Textwissenschaften. Stuttgart: Metzler, S. 352–434.

Oulis P. (2014): *The epistemological role of empathy in psychopathological diagnosis: a contemporary reassessment of Karl Jaspers' account*. Philosophy, Ethics, and Humanities in Medicine 9: 6.

Pawelzik M.R. (2018): *Die Mentalismusfrage*. Nervenheilkunde 37: 489–499.

Peirce, C. S. (1983): *Phänomen und Logik der Zeichen*. Frankfurt a.M.: Suhrkamp (Englische Erstausgabe 1903 unter dem Titel A Syllabus of Certain Topics of Logic).

Ratcliffe M. (2012): *Phenomenology as a form of empathy*. Inquiry 55: 473–495.

Rickert H. (1929): *Die Grenzen der naturwissenschaftlichen Begriffsbildung. Eine logische Einleitung in die historischen Wissenschaften*. Hildesheim: Olms-Weidmann (Erstausgabe 1896–1902).

Ricoeur P. (1974): *Die Interpretation. Ein Versuch über Freud*. Frankfurt a. M.: Suhrkamp (Französische Ersterscheinung 1965).

Rinofner-Kreidl S. (2008): *Zur Idee des Methodenpartikularismus in Jaspers' Allgemeine Psychopathologie*. In: S. Rinofner-Kreidl & H.A. Wiltsche (Hrsg.): Karl Jaspers' Allgemeine Psychopathologie zwischen Wissenschaft, Philosophie und Praxis. Würzburg: Königshausen & Neumann, S. 75–94.

Schäfer M. (1979): *Reflexion, Ideation, Einfühlung, Explanation. Grundelemente eines psychiatrischen Wissensmodells*. Fortschr Neurol Psychiat 47: 144–157.

Schäfer M. (1999): *Nomothetic and idiographic methodology in psychiatry. A historical-philosophical Analysis*. Medicine, Health care and Philosophy 2: 265–274.

Schleiermacher F. (1977): *Hermeneutik und Kritik*. 9. Aufl. Frankfurt a.M.: Suhrkamp.

Schlimme J. (2013): *Karl Jaspers` existential concept of psychotherapy*. In: G. Stanghellini, & T. Fuchs (Hrsg.): One Century of Karl Jaspers` General Psychopathology. Oxford: Oxford University Press.

Schlimme J., Paprotny T., Brückner B. (2012): *Karl Jaspers. Aufgaben und Grenzen der Psychotheraphie*. Nervenarzt 83: 84–91.

Schmitt W. (1979): *Karl Jaspers und die Methodenfrage in der Psychiatrie*. In: W. Janzarik (Hrsg.): Psychopathologie als Grundlagenwissenschaft. Stuttgart: Enke Verlag, S. 74-82.

Simmel G. (1997): *Die Probleme der Geschichtsphilosophie*. Gesamtausgabe, Bd. 9. Frankfurt a. M.: Suhrkamp (Erstausgabe 1905–1907).

Simmel G. (1999): Vom Wesen des historischen Verstehens. Gesamtausgabe, Bd. 16. Frankfurt a.M.: Suhrkamp (Erstausgabe 1918).

Stanghellini, G. (2010): *A hermeneutic framework for Psychopathology*. Psychopathology 43:319–326.

Strik W., Dierks Th. (2011): *Biologische Psychopathologie*. Stuttgart: Kohlhammer.

Tamaro S. (1995): *Geh, wohin dein Herz dich trägt*. Zürich: Diogenes (Italienische Originalausgabe 1994).

Tartt D. (2004): *Der kleine Freund*. Rheda-Wiedenbrück: RM Buch und Medien Vertrieb (Englische Originalausgabe 2002).

Taureck B.H.F. (2004): *Philosophieren: Sterben lernen?* Frankfurt a. M.: Suhrkamp.

Toulmin S. (1996): *Der Gebrauch von Argumenten*. Weinheim: Beltz. (Englische Originalausgabe 1958 unter dem Titel *The uses of argument*).

Tugendhat E., Wolf U. (1993): *Logisch-semantische Propädeutik*. Stuttgart: Reclam.

Valdés-Stauber J. (2016): *Der Mensch an seinen Grenzen – Tragweite von »Grenzsituation« für die Psychiatrie nach Jaspers*. Fortschr Neurol Psychiatr 84: 19–27.
Valdés-Stauber J. (2017): *Die Einführung der Erklären-Verstehen-Dichotomie in die Psychiatrie durch Jaspers – Aktualität und Grenzen*. Journal für Philosophie & Psychiatrie 9: https://www.jfpp.org/115.html.
Valdés-Stauber J. (2018): *»Verstehen« in der Psychiatrie (1) – Philosophische Quellen und Begriffsanalyse*. Nervenarzt, 89(9):1020–1031.
Valdés-Stauber J. (2018): *»Verstehen« in der Psychiatrie (2)- Vom Unverständlichen zur Verstehensdisposition*. Nervenarzt, 89(9):1032–1042.
Valdés-Stauber J. (2019): *Zwangsbehandlung in der Psychiatrie und Selbstbestimmungsfähigkeit: Anthropologie einer Grenzbegegnung*. Fortschr Neurol Psychiatr 87:234–245.
von Wright H.G. (2000): *Erklären und Verstehen*. Berlin: Philo Verlagsgesellschaft.
Weber M. (1988): *Gesammelte Aufsätze zur Wissenschaftslehre*. Tübingen: JCB Mohr (Paul Siebeck) (Ersterscheinung 1922).
Wiggins O.P., Schwartz M.A. (1997): *Edmund Husserl's influence on Karl Jaspers' phenomenology*. Philosophy, Psychiatry & Psychology 4: 15–36.
Wils J.-P. (2019): *Das Nachleben der Toten*. Paderborn: Mentis.
Winch P. (1966): *Versuchen zu verstehen*. Frankfurt a. M.: Suhrkamp.
Windelband W. (1984): *Geschichte und Naturwissenschaft*. In: Präludien. Aufsätze und Reden zur Philosophie und ihrer Geschichte, Tübingen: J.B.C. Mohr (Paul Siebeck), 6. Aufl., Band 2., S. 136–160 (Ersterscheinung 1919).
Yudofsky S.C., Hales R.E. (Hrsg.) (2008): *Textbook of Neuropsychiatry and Behavioral Neurosciences*. Washington DC, London: The American Psychiatric Publishing.

FSC
www.fsc.org
MIX
Papier | Fördert
gute Waldnutzung
FSC® C083411

Kolibri 360 GmbH
Ferdinand-Jühlke-Straße 7
99095 Erfurt, Deutschland
produktsicherheit@kolibri360.de